U0334255

羊爸爸·丛书

孩子生病都带着礼物

杨千栋 著

中医古籍出版社
Publishing House Of Ancient Chinese Medical Books

图书在版编目（CIP）数据

孩子生病都带着礼物 / 杨千栋著；郭莎拉绘图 . -- 北京：中医古籍出版社，2019.1

（羊爸爸丛书）

ISBN 978-7-5152-1858-8

Ⅰ . ①孩… Ⅱ . ①杨… ②郭… Ⅲ . ①小儿疾病 – 中医疗法 Ⅳ . ① R272

中国版本图书馆 CIP 数据核字（2018）第 297601 号

孩子生病都带着礼物

杨千栋 著

责任编辑 孙志波

出版发行 中医古籍出版社

社 址 北京东直门内南小街 16 号（100700）

经 销 全国各地新华书店

印 刷 北京华创印务有限公司

开 本 787mm×1092mm 1/16

印 张 14.5

字 数 180 千

版 次 2019 年 1 月第 1 版 2019 年 1 月第 1 次印刷

书 号 ISBN 978-7-5152-1858-8

定 价 58.00 元

序言
病，恰恰是美好的缘起

父母有了孩子，世界就会给我们很多奇迹。

的确如此，本书就是一个奇迹。尽管是羊爸爸的核心团队创作的，但所有的内容都与自己小孩有关。

病，恰恰是美好的缘起。从害怕小孩生病到真的生病，从不会处理生病到风吹草动就处理，到家里攒满了药以防生病，再到有时候处理，有时候等他自愈，最后到干脆常常忘记处理，这样的体验给我们非常好的启示。如果有孩子没有生过病的父母，也一定不知道我在说些什么。

但是我想大家无论学不学中医，育儿给我们带来的都是从紧张到松弛的体验。这是一个华丽的体验。大家跟着羊爸爸学习中医是源于焦虑，所以焦虑是我们很好的一个朋友。

朋友们谈起中医，别说是学中医，哪怕是听说要学中医，都会觉得紧张。大量未知的古汉语名词和繁杂的医学理论，还有哲学思维的辨证分析……一点也不如现代化医学那样可以一个病名一个病名的，单独学习，学了一个可以学下一个……委实是，唯有两个字可以概括：头大。

一开始跟羊爸爸学习中医，大家几乎都会怀疑羊爸爸说的到底是不是中医。实际上羊爸爸在开始传播中医育儿理念之前，首先向几位经方、汉传中医跟诊学习到了传承较为完整的中医体系与诊疗方法，然后做了非常多的整理和转化。我们把不接地气的古文表述，转化成现代的一般简单句式，用妈妈们的反馈，通过"画面式"去描绘中医背后的逻辑。羊爸爸让我们看到的中医，几乎是最简化的中医辨证。除了简化，还有更多的可以"实践操作"。羊爸爸社区一直在记录妈妈们对羊爸爸所讲内容的反馈，越来越多的妈妈在实践过后发现可以用如此简单的方法解决日常的常见病问题……乃至是很多长久以来无法得到解决的身心问题……对此，我以及所有核心团队成员都是其中的亲历者。

　　书中所总结的内容，包含中医对常见问题的观点，主要是希望朋友们可以重新认识中医。而其中很多对团队来说，也都一一体验实践过了，并在自我成长的过程中获得了阶梯式的进步。我们在讨论如何让中医的学习看上去更有意思，所以就在文中插入了漫画，并使用到了现代的一些网络词汇和日常用语。其目的是为了不让朋友们看着看着就睡着，以及能够带去一些不自觉咧嘴微笑的欢乐。文中的男主角是按照羊爸爸社区中级班志愿者大班长为原型基础的，模样看上去傻傻的，但主要是装傻，还有偶尔出现的二花，也曾经是中级班的大班长。真实的他们，在羊爸爸的平台上，包括在他们自己的圈子中，帮助妈妈的数量是非常多的。

　　最后，希望各位看到书的读者多多批评指正。

敬礼大家！
敬礼中医！

目录

中医育儿的日常

羊爸爸丛书

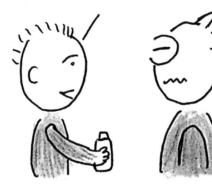

重新认识中医

你以为你病了，但你可能只是在排邪

　　曾经有个朋友跟我讨论现在市面上有一种妇科产品，使用了以后可以排出很多"脏东西"，销售人员每天就是收集这些"脏东西"的照片发在朋友圈里。购买的人看见这些"脏东西"的照片会感到非常踏实，已经在使用的人呢，每次看见自己拍出来的"脏东西"也会觉得非常踏实，每每都要长舒一口气。

　　我一直在思考人们为什么看见他们会特别踏实的这个心理，后来想明白，大概是当我们看见这些"垃圾"的那一刻，我们就知道我们与这些"垃圾"分离了。而我们对于健康的概念，也在不断地告诉我们，身体清洁与干净，是一个重要的标准。

　　这个认知真是带着我们与生俱来的智慧。

　　比如我们为什么上完厕所之后要看一眼，其实就是确认，我们和"垃圾"分离了。

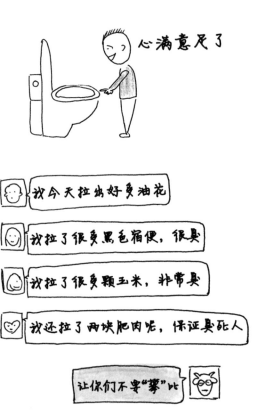

还有的朋友喜欢掏耳屎，掏完了自己的还要掏别人的。我小的时候我姨妈最令我印象深刻的一句关爱的话就是，你不要掏，留着，一定要留着让我掏。也有朋友喜欢把耳屎攒起来的，好像耳屎越多就觉得自己耳朵越干净。

但你可能不知道，除了我们常见的排泄物之外，我们身体还会产生很多排毒的反应，在中医上我们将它们称之为排邪。

中医对待所有的"细菌、病毒"，都把它们称之为邪气，还把它们分类为六种：风、寒、暑、湿、燥、火，其实不过就是按照不同的思维方式来分类。叫什么名字，其实都一样，"垃圾"总归是"垃圾"。

不过值得一提的是，中西医对待病邪的方式也不同。西医的方式通常是比较像将军喜欢用武力来解决问题，比如杀细菌、杀病毒，这里就可能会出现自损兵力的情况。而因为这样的厮杀，细菌和病毒可能会出现变异，又会对药物产生免疫反应，所以就需要研发新的药物来再杀死它们。

然而中医的方式更倾向的是找自身的原因，让身体自我反省，提升正气，帮助气血来做一些工作，一起将病邪请出去。

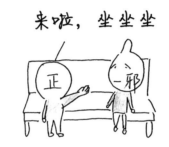

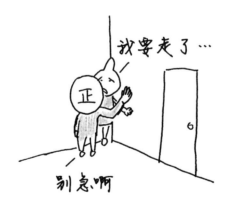

而这个过程中，无论病邪是否变异，对于中医帮助它们的排出都没有影响。

关于排邪的方式，数不胜数，就拿最常见的受寒感冒来说，如果是检查，可能会认为有细菌感染。我们的身体当然不会冷眼旁观，它就一定需要做点什么，身体对待这些细菌、寒气的方式就是，开始打喷嚏流鼻涕——通过这样的方式试图把寒邪（病毒）排出体外。

我们可能以为我们的鼻涕很珍贵，舍不得让它们流出来，一定要让它们别流。

但其实你流出来的都是寒邪，是我们身体不需要的东西。如果需要中医帮忙，这个时候中医的最快的方式，就是让病邪以汗液的形式排出来，也就是发汗。老人们知道受寒要喝姜汤，或者葱白汤，或者干脆喝一碗烫的面汤，出一身汗，可能还会擤出一些浓浓的鼻涕，吐几口痰，接着睡一觉，又生龙活虎了。

那"退烧药吃了不是也会出汗吗"？这个算不算是排邪呢？按照中医的分类来说，排除退烧药损伤正气的前提不说，如果确实是受寒的发烧，这样的出汗是有帮助的；但是如果辨证不准，比如有内因，如积食和温病，那么这样的出汗，就会损耗大量的津液和气血，也只是可以暂停发烧，但没有解决病因，还可能会拖长病程，那么这个发汗就是没有意义的。

所以这个时候，排除受寒的情况下，很有可能会再次发烧。因为我们的身体没办法只是看着病邪在体内横行，身体会继续抗争，通过发烧的方式，提高温度，使得一些细菌、病毒没有可以生存的环境，最后再通过大小便把它们排泄出去。

有人说高烧的时候会惊厥，是的。

高烧时的惊厥很多时候发生在错误的发汗之后，因为大量的津液损失之后，身体又无法更快速地摄入津液，最方便的方法就是通过快速的震动把身体里的津液输布到全身，这种通常发生在高烧发汗之后一分钟以内的短暂的惊厥是身体的保护行为。

所以很多时候我们以为自己被烧抽了，其实是我们的身体在自救。

又如发烧之后，可能会出现咳嗽，这是因为正邪交战后，留下的一些战场"垃圾"，也就是堆积在肺部的废水，身体仍然不会不管事，要做些什么，那就要咳嗽。单纯的发烧之后的咳嗽，痰比较清，容易咳出，咳嗽也比较有力，这个时候，我们以为自己得了肺炎，其实我们很可能只是在排痰。

除此，我们感冒的时候可能感到头疼，后脖子疼，或者嗓子痒，或者耳朵痒，这可能是我们的身体带着正气将气血运送到我们的每个器官。这些气血为我们按摩，疏通通道，有时候会和邪气之间发生一些不分你我的争执。我们把这个疼和痒可以想象成这样。

如果我们一年总要得那么几次感冒，我们可能会觉得自己身体还是比较差的。

但其实，相比常年不感冒但又总是觉得哪里都不得劲的人来说，这正是身体的正气足，为你定期清扫"垃圾"的表现。

而中医在治疗一些慢性疾病的时候，病人吃过药后，也会以"感冒"的各种形式——流鼻涕、发烧、拉肚子、咳嗽等，来帮助把体内寒气排出体外。

再说积食。你吃多了，吃坏了肚子开始呕吐和拉稀，咱们以为重病了，但其实你只是身体的本能帮助咱们在排出"垃圾"，那些吐出来的、拉出来的，都是"垃圾"。还比如，我们胡吃海塞积食了好几次之后，由于脾胃超负荷工作，开始脾虚虚寒了，渐渐地，即便你吃多了也不会积食发烧了，可能只是一直在便秘。我们以为自己的身体好了，但其实，你的身体正气开始下降了。

这是最后总结想说的。

很多病症要告诉我们的，是身体正在努力尝试用自身的正气来将病邪通过某个渠道排出去，最终让"垃圾"与我们的身体分离。

嗓子红肿就一定要清火吗？

当我们每天都在被"上火"包围着，我们有没有想过，是谁点着了我们的"火"？

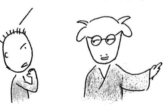

我们知道，通常来说，有热才会起火。

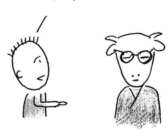

热是怎么来的，这是一个值得思考的问题。既然没有人拿着打火机在我们的嗓子处点火，那我们梳理看看火是如何来的。

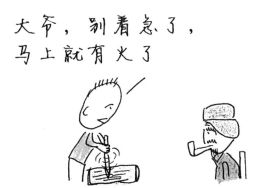

我们知道我们可以通过钻木取火，也就是通过高速和一定时长的运动产生热能，所以我们可以以此作为身体状况的一种推演。

气血在高速运行的时候所产生的一种热能：如果是扁桃体红肿，那就是有一定的气血在扁桃体处进行高速运动，同时就会伴随有疼痛；同样，我们身体任何一个部位的红肿，都是气血在那个部位运行的结果。

但是，气血没事儿在你嗓子那瞎闹腾啥呢？

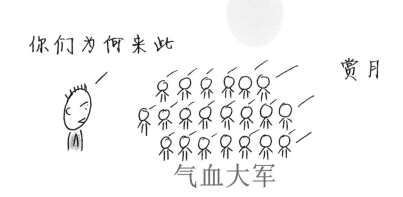

有人曾经说过：没有无缘无故的爱，也没有无缘无故的恨。当然，也没有无缘无故的扎堆。概括来说，嗓子处气血的聚集，就是为了解决某一个问题。

最简单的例子就是被蚊子叮了一下，气血就需要聚集在这个地方产生红肿来解决蚊子的毒素（也就是病邪）的问题。而嗓子处的气血聚集，在孩子身上大多分为几种情况：

一、气血和病邪干架干不过了，气血兵力损耗得太快，被逼到城墙门口（咽喉、耳洞、眼睛、鼻孔、口腔等位置）。常见的情况有，西医可能会分类为病毒性感染的发烧、咽喉炎、喉炎、中耳炎等等，中医临床常见的原因多半由温病或者积食引起，处理的方式是排积食或舒肝透胆，一般不需要单独清热去火。

二、气血和病邪干架，气血重新调动剩余兵力，剩余兵力从四面八方赶来上战场杀敌，结果路太窄，堵车了，常见的情况有受风受寒发烧。这个时候的咽喉肿痛不会成为主诉，不需要单独处理，更不需要清热去火。如果处理就相当于让气血撤兵，很有可能病邪就会走入更深的地方。

三、气血和病邪干架，气血兵力严重不足了，气血阵亡后会产生部分废水，在咽喉处产生水肿。这个时候的咽喉肿痛也不会成为主诉，只是会看到咽喉处比较胖大，但疼的感觉不明显。常见的情况有，比较严重的受寒，或者长期错误治疗后发生的低体温状态。同样，切记：万万不能清热去火。

所以回到我们今天的主题：嗓子红肿就一定是有火吗？

"不一定。"

嗓子红肿能清热去火吗？

"不一定。"

一切都要辨证的。

辨证即是从心理因素、环境、身体状况、关系等构成事物的所有条件的综合运行状况来考虑所出现的问题的根本原因。

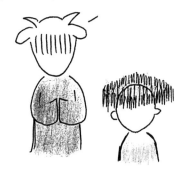

辨证就是
"你可以吃枣补血吗？"
"那可不一定"

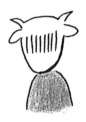

比如问小孩咽喉红肿怎么办？

那就要看看红肿的状态，是肿痛发红化脓，还是水肿，有没有伴随发烧，或者咳嗽；看看大便通不通，尿液是黄的还是清的，睡眠踏实不踏实，舌苔情况，食欲情况，饮水情况，体温，其他症状（放屁、肚子胀、口气、鼻涕、怕冷，太阳穴特别热，平时的体质怎么样）等等，根据这些情况来判断嗓子红肿的根本原因。

假如我们通过辨证知道孩子是因为积食发烧引起的内热浊气升腾，处理方式是通便排积食，忌口并且减少食量。

如果咱们比较擅长推拿，那么就推荐去推拿通便。

如果咱们刚刚接触中医，那就推荐你吃相应的中成药。

如果咱们非常淡定，那就推荐你忌口并做运动自愈。

如果咱们很慌张焦虑，那就推荐你吃药（并稍稍加量），让孩子赶快好，帮你树立信心。

如果咱们已经开始抓狂，那就推荐你吃药（稍稍加量）并且配合推拿或艾灸。

如果家人要带去打吊针，你的说服力已经歇菜，那就推荐你等挂水以后观察大便睡眠食欲消化情况来向家人尝试做反馈沟通。此乃辨证也。

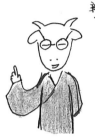

假期要常备藿香正气水

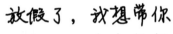

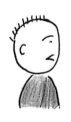 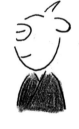

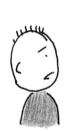 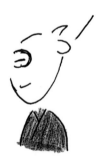

　　出远门的过程中可能因为吃喝不当或休息不足出现各种不舒适的情况,这里我们要说,这个可以解决旅途中大部分的问题——那就是

中医药史上赫赫有名，并流传多年的藿香正气水。

先来看其说明书：

解表化湿，理气和中，用于外感风寒、内伤湿滞或夏伤暑湿所致的感冒。

症状：头痛昏重，胸膈痞闷，脘腹胀痛，呕吐泄泻，胃肠型感冒等。

虽然看上去可以治疗很多病，但对于中医来说，习惯通过辨证看穿一切障碍视线的病名背后的病机，而以上所提到的问题都只是来自一种病机。我们来一起梳理一下。

说明书里有两个关键："解表化湿，理气和中"，那么它们和这些描述的症状有什么样的关系呢？

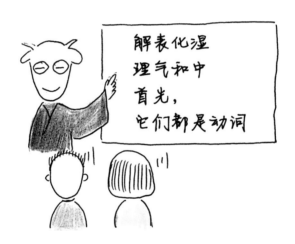

解表化湿，理气和中。

什么是表？初步可以理解为表面的、体表的、外在的，显而易见的症状。孩子最常见的表症就是受寒，症状见鼻涕、喷嚏、手凉脚凉、咳嗽。因为受寒的病机是寒邪在外，在人的体表的部分，可能身体会感觉发冷，会起鸡皮疙瘩。这个寒气让我们流了鼻涕，打喷嚏，而本身鼻涕喷嚏就是一个排寒的非常直接的动作，同时我们看到的是这个寒气可能没有触及我们体内的运转，没有触及消化系统，没有胃痛，没有吃不下，没有拉肚子、腹胀、腹痛、腰痛等等。

什么是里？我们看，发生在体内的症状，触及了消化系统，出现了拉肚子、呕吐、头晕头痛，比较难以咳出痰的咳嗽，不想吃饭，睡不好，做噩梦之类，有的大人感冒会腰痛、背痛等，这些就是里症。

那么解表的意思就是：可以理解为解除停在"表"的病邪的症状。

化湿是什么？证据可见：舌苔齿痕，胖大，舌苔厚腻，水淋淋，水肿，咳嗽痰多，身体乏力。这都是因为我们身体的运转能力下降了，而那些因为饮食、情绪、作息，外邪产生的废水"垃圾"就是湿，我们在病中时，也会降低对这些废水的代谢能力。所以，把多余的废水代谢出去的过程就叫作化湿。

理气是什么？身体里正常的气机是从上往下走的，比如我们运化食物，就需要气和血来将食物送到其他的器官里，进行磨碎、糜化、分拣吸收和排泄。我们会感觉到这种消化运动在顺畅的时候，我们身体里的气是往下走了。可是一旦这些缓解出了一点问题的时候，我们可能会出现呕吐、恶心、干呕、腹胀，大便不通畅，两肋下胀痛、嗳气、打嗝等情况。有外在的原因，也有内在的原因，不只是"垃圾"会在身体里堵塞，气和血也会。理气就是把这个气机理顺，让气和血回到正确的轨道上运行。

和中是什么意思？中就是中焦的意思，上焦是人体胸膈膜以上的部分，中焦是人体胸膈膜以下肚脐以上的部分，中医认为中焦主要就是脾、胃，大肠、小肠等消化系统。因为外邪来临的时候攻击到这个中焦的位置，身体的本能是先对抗这个邪气，对抗邪气的过程中气血会凝聚在一起讨论啊开会啊防御啊，等等，那本来用在消化食物的气血就会减少，我们就会不消化，感受到肚子里有个冲突，不和谐，那就需要劝架的一个人来调和这个矛盾。和中就是调和中焦的矛盾的意思。

　　那么总地来看，藿香正气水处理的就是伴随湿的寒症。有表症的打喷嚏流鼻涕，也有里症的不消化，肠胃不适。除此，只要辨证有寒、湿也可以试试，而且也不一定非要有感冒的情况才能用。

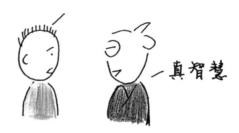

羊爸，我今天寒重但湿不明显
我决定先泡个澡再吃藿香

真智慧

　　我们通过场景来加深一下对用法的理解。

　　藿香正气水治疗感冒：

　　风寒感冒一般来说会流鼻涕、打喷嚏、咳嗽，可能也会觉得冷。这个是表症，而且知道是寒引起的。如果鼻涕是清鼻涕为主，咳嗽是干咳但又不是主要症状，那么，表症就有了。

　　下面来找胃肠不舒服的里症：比如不想吃饭，拉肚子，咳嗽有比较多的痰。那么大便比较软烂，腥，痰多，肯定是湿，有孩子夏天会发痱子，或者荨麻疹，也主要是湿的问题。

　　有了湿，也有了里症，而且是寒和湿相伴的，再看看舌苔胖不胖，腻不腻，那就可以用了。

　　解表化湿。理气和中。

　　感冒多表现为上焦的症状多一些。如果没有湿和肠胃的证据，也不必用藿香。因为藿香主要成分还是照顾胃肠道产生的里症的。

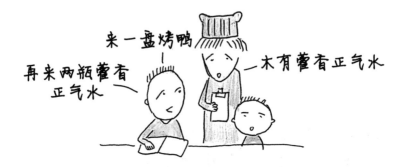

　　藿香正气水治疗中暑：湿邪引起的中暑多是由于夏天气温过高，人体调动了很多的气血到体表去调节人的体温，那么人的中焦就会气血相对不足出现虚寒。虚寒的时候会生湿，如果再吃个冰镇汽水、雪糕，中焦脾胃能力平素不好的身体就可能会无力承受。

　　当然也不一定中暑之前一定吃了冷饮。

　　这个时候想让这个雪糕排泄掉，肠胃肯定是干不了。当然它们不会看着进来的"垃圾"不管，它们要让这些"垃圾"用最快的方式排泄出去，那就是上吐下泄。虚寒再遇到寒会生湿，这个水饮往上走就会头晕，这个水饮堵在胃肠道，身体就会发烧，要把这些湿乎乎黏哒哒的"垃圾"烧掉，然后代谢掉。

　　中暑常见的头晕、发烧、上吐下泻，都主要是湿邪堵在中焦了。那我们就需要化湿和中，这种中暑就是一个没有感冒症状也可以使用的范畴。

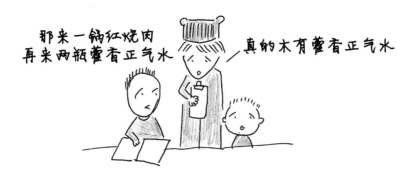

吃坏东西拉肚子和呕吐也是一样的道理：如果说夏天是因为温度高而导致胃肠道的气血薄弱，那么吃坏肚子我们可以认为就是单纯的食物引发的胃肠虚寒。无论是什么引起，只要感受到湿的存在，胃肠的不舒服，也都是可以用的。拉肚子和呕吐也有不是寒湿为主的情况，所以我们需要看一下大便是不是比较没有臭味，我们呕吐是能够吐出比较多东西和痰出来的呕吐，加上如果肚子不舒服，那基本就可以确认。

那就还是需要和中焦，化湿气。

藿香正气水可以治疗晕车晕船：容易有晕车问题的脾胃相对会虚寒一些，这是由于气血运转能力不是太好，在高速行驶的颠簸的途中，身体实际上也会随之震动，这个过程是会消耗气血的，而在地理位置上的高速移动，也容易耗神，我们会感到疲劳，气血的供应就更难。

胃肠道的气血一虚寒，就生湿，湿不能代谢就会呕吐，会头晕。所以容易晕车的朋友，坐车尽可能选择比较舒适的座驾，尽可能走不太颠簸的路线，或者在饭后一个小时以后再上路。坐车的时候吃东西、看手机视频、玩电子游戏都会加重身体气血的负担，会更容易晕。如果是长途，要在一个小时左右停车休息。

藿香正气水可以在晕车的路上帮忙化湿，处理虚寒的中焦。

这几个场景我们发现一个规律：

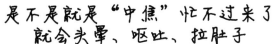

是不是就是"中焦"忙不过来了
就会头晕、呕吐、拉肚子

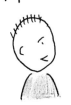

对，
忙不过来的时候
还可能会抱怨

无论是什么原因，无论是吃，还是邪气，还是过度伤痛，如果引发了呕吐腹泻，肚子不舒服，痰多，大便稀，无论原因是什么，只有最终发现症状里有湿的证据，而湿又和脾胃虚寒息息相关，就基本都可以尝试。

所以我们要对自己的脾胃好一点，别给它们那么多工作。

否则啊，它们干不动活的时候，就会生湿，很难代谢，身体就会不舒服。

藿香正气水还能缓解醉酒：其实情况如上述所说，由于中焦脾胃无法运化过多的酒，这些酒水就化成湿，身体就要呕吐，头晕，甚至昏迷不醒。轻微地喝多了酒产生的呕吐，藿香可以帮助排掉这些湿。不过酒本身因为是热的东西，所以有人会脸红，身体发热，伴随一定的热症，如果有热症的情况，可以试试，小柴胡藿香一起使用。

当然呕吐本身也是好事，很多人说吐出来的感觉就好多了，就是因为喝多后会吐是自己对自己的保护。

藿香正气水可以辅助治疗皮肤问题：例如皮肤瘙痒，私处瘙痒，湿疹、荨麻疹、痱子等等，这些湿多了满溢出来的表现，主要的病机在于湿。有的湿会通过呕吐出来，有的湿会通过咳嗽的痰出来，有的湿会随大便小便排泄出来。而有的湿气，很难代谢，就会瘀积在身体里面，有人脂肪会变多，肚子会变得比较大，还有的时间长了就会从皮肤上冒出来，无论什么皮肤病，如果痒多半和湿有关。如果去对照一下舌苔也差不多会明白，舌体胖。但从皮肤冒出来也是好事，至少是身体在用这个方式试图从体表把湿透发出来。

藿香正气水可以帮忙排这个湿，外用内服都有帮助。但如果还伴随有局部的热，比如湿热，那还需要有一些别的搭配。皮肤容易有问题的朋友，饮食方面一定要多吃素，少水果，情绪上来，要找到自己比较舒服放松的工作方式和生活方式，不要紧张焦虑。脾胃如果素来不太给力，那就不要勉强自己。

藿香正气水能缓解高原反应：心脏供血不好的人，由于氧气供应量减少后，最先虚寒的肯定还是中焦脾胃。由于中焦的脾负载着整个身体的气血调动和运化，所以先是感觉到胃肠的不适，接下来上焦就会出问题，就会陆续发生头晕，乃至是全身的虚寒，如没力气、昏迷、嗜睡等。

有虚寒的地方多有湿，藿香正气水可以缓解这个反应。如果发生昏迷、发烧，吸氧是必须的，去医院治疗也是必须的。不过高原反应是一个自保机制，所有的症状都是在告诉我们，别折腾了，赶快睡，少浪费点氧气，少浪费点气血和热能。

藿香正气水还可以缓解水土不服：和高原反应一样，同样是人对环境的适应能力降低了，而且很多旅行是通过飞机高铁这样高速的行驶跨越千山万水，没有一个过渡期，如果是从干燥的北方去往湿润的南方，外界的湿和内在的虚寒一结合，就生了湿。

总地来说，藿香正气水帮助的是湿带来的麻烦，而湿多是从脾胃的虚寒开始来的，所以还是要对脾胃好一点。旅行带药，更好的办法是吃得简单，多休息。

藿香正气水的剂型有很多种：

有酒精的剂型适合大人和没有酒精过敏的人，没有酒精的剂型适合小朋友，4 岁以下减半，2 岁以下使用三分之一。藿香正气丸，或者藿香正气液，藿香正气合剂，这些没酒精的口味上好接受一些。如果还是觉得难吃，也可以加少许红糖。小孩也可以使用藿香正气水浸湿棉球塞入肚脐，也可以达到一定的疗效。

旅行第二天去哪儿？

去采购藿香正气水
以防晕车

那第三天就可以去更远的地方了？

对，第三天要坐
小区门口的公交
车坐到终点，然
后再坐回来
测试一下会不会晕车

如果不晕呢

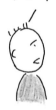

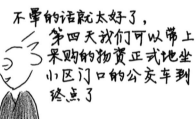

不晕的话就太好了，
第四天我们可以带上
采购的物资正式地坐
小区门口的公交车到
终点了

第五天呢

第五天我们要把公交
车上的见闻写下来，
第六天再坐一次公交车
第七天写见闻

只有吃才能补充营养吗？

我们习惯于把身体当成一个容器，而且，这是一个总会有漏洞的容器。

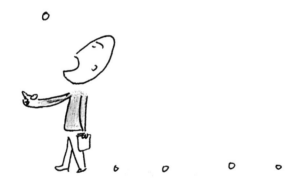

我们习惯于把这个容器装得尽量满一点，并且时不时地加点料。因为，这是个会漏的容器。尤其是小孩和老人的容器，如果不定时装食物，是会出障碍的。

早上不吃饭要得胆结石
中午不吃饭要得胃溃疡
晚上不吃饭要得胃穿孔

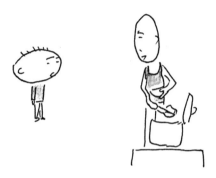

如果身体上有异样，第一个会想到可能就是缺营养。因为吃得不够，所以，身体不对了。所以，更要多吃一点。

多吃一点，好像会觉得比较有安全感。吃得好一点，好像比较不会亏欠老人和孩子。如果别人都吃这么多，我们不吃好像我们吃不起一样。如果别人都吃这么多，我们不吃好像我们对不起超市一样。连吃个素，都要用比平时丰富两倍的种类来好好弥补肉类的缺失。

素食自助餐

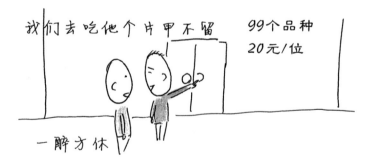

可是为什么有人吃得多却那么瘦？而胖子也不一定是吃得多才

胖？为什么胖子没那么健康而很多瘦子反倒精力旺盛？为什么辟谷（专业的养生方法）之人可以十几天不吃饭还身体倍儿棒？这里就有一个问题出现了，就是，我们的身体装着的营养并不是用形体来测量的。

那么，我们的身体是不是容器呢？更确切地说，我们的身体更像是一台支持多个充电方式的手机。

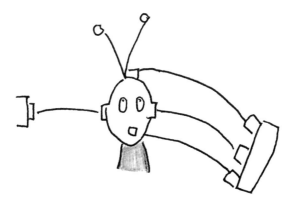

最常用补充营养的方式是吃饭，食物最后变成了什么呢？有人说是蛋白质、脂肪、维生素ABCDEFG、水分、矿物质等等。中医的角度来看呢，食物会转化为气血精微。大白话就是，我们会将食物转化为血液、津液，还有食物会赋予我们力气、精神、好心情、阴和阳等等看不见的营养。

不过，要转化为这些物质我们还需要一个比较厉害的转化器，就是脾胃。

但转化器并不是时时刻刻都会正常工作。而且每个人的转化器在不同的情况下、不同的年龄段，有不同范围的识别能力。如果我们吃的东西我们的脾胃识别不了，则就会出现"无法充电"的情况。

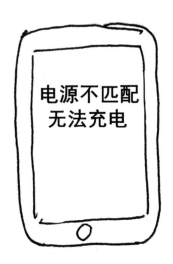

　　每个人当下的身体状况、情绪、精神状况，以及当下的天气环境状况，都会扩大或缩小脾胃充电口的识别范围。比如今天吃了鸡腿可以消化，但不一定明天就能消化。前半年每天吃一个苹果还觉得不用找医生，后半年继续坚持每天一个苹果但好像总是要找医生。

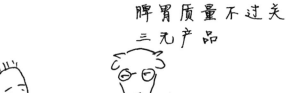

如果食物中的营养超过了自身脾胃负荷会怎么样呢

如果是因为吃得过多，多于高营养，会有副作用。脾胃转化器会暂时"黑屏"一段时间，无法充电了，需要把报废的食物"垃圾"清理之后，再重新开始工作，也就是脾胃消化食物的能量有限，不一定将营养全部转化为我们所用。

当更多的食物只会成为"垃圾"，无法为我们带来营养，该怎么办呢？

就需要找其他能源

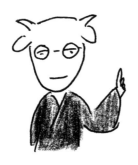

高质量的睡眠是可以养阴补肾补精补气补神

中午 12 点到和晚上 11 点以后最需要睡眠。我们在病中最明显地能够感受到，生病时卧床和睡眠可以帮助自愈。在睡眠过程中，人的一切脑力和体力活动暂停，所有的气血都聚集在脾胃继续身体的修复工作，生产出更多的细胞、气血、津液、精气神。

运动可以补阳

运动可以让人产生一种叫多巴胺（$C_8H_{11}NO_2$）的化学物质，让人拥有一种兴奋的状态。按照中医的说法则是通过运动可以让气血的运转更畅通，因此阳气会升起，并且人的新陈代谢的能力会提高，免疫力也会得到提升，亚健康的人还可以消除疾病。

白天适量的运动带来的身体营养滋养着我们身体的运转能力、精力、活力，这不一定是食物可以带来的。每天适当的运动可能会带来精神变好、食欲变好、大便变好、睡眠变好等好处。

如果是运动能力不足很容易疲劳的人群也可以尝试静坐、瑜伽、站桩、太极等运动。

晒太阳不仅补钙

这是一个最好的证实除了食物之外可以补充营养的例子。春夏天阳气生发，能够晒太阳的频率增高，同时也是大多孩子长高的季节。不需要吃钙片，不需要喝排骨汤也可以长高。

科学研究表明，日光中的紫外线可以杀死皮肤上的细菌，增强皮肤的弹力、光泽和柔和性，提高机体的免疫能力，促进钙和维生素 D 的合成，还能促进血液循环，增进食欲，增强体质。

孙思邈在《千金要方》中写道：凡天和暖无风之时，令母将儿于日中嬉戏，数见风日，则令血凝气成刚，肌肉牢密，堪耐风寒，不致疾病。意思是说在没有风的时候，带孩子在太阳下玩耍，不需几天，气血更通畅，肌肉更结实，而且可以抵挡风寒，不容易生病。

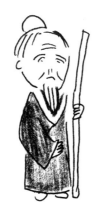

孙大爷，我请你去晒21世纪的太阳

玩泥巴接地气，补脾胃补土补锌

国外的儿科专家认为土地中含有很多微生物，在接触的过程中可以帮助身体识别这些微生物并且形成一种免疫力，比如过敏的孩子对土地的接触就可能比较少。

古人说"人得天气而生，禀地气而长"，地气是中医的一个名词，有饮食五谷之气的意思，古人说吸收天地之气有益于健康与长寿。而大自然中的土木之气旺盛，接触土地，接触大自然，接触土地中的植物，花草树木，包括呼吸花草树木吐出的氧气，都会有助于免疫力的提高。

相传释迦摩尼可以在菩提树下坐了七天七夜没吃没喝，想来就是他在吸收树木和土的生命之气。虽然普通人无法模仿他通过禅坐来获取大自然的能量来源，但值得肯定的是，树木花草的成长是通过天地的能量，而这样的能量一样可以给我们滋养。

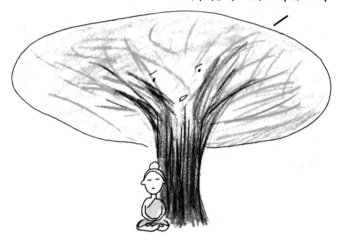

李辛老师说过，去大自然里，是大补，比人参鹿茸虫草都要补。而且不用辨证，人人适用。

爱，可以补养心神

国外曾经有一项残忍的实验，刚生下来的一组婴儿，派保姆去照顾他们，但不允许保姆与婴儿说话交流，而这些婴儿最终都出现了各种问题，并且都没有活下来。另外一组婴儿，同样的保姆，同样的照料方式，只是多了交流说话，这一组婴儿相对健康。

还有国外报道说，罹患绝症的女青年由于被一个王子般的男朋友捡了，沉浸在甜蜜的恋爱中，几个月后，女青年的病好了，这是现实版的睡美人。

可见这种来自于人的爱的传递给予的力量，甚至可以胜过很多药物。从中医的角度来讲，来自于人与人的交流互动、关注、爱护，都会让人能够感受到心的稳定和神的稳定。甚至哪怕是默默的陪伴，默默的想念、牵挂，人都会有所感应。

这种营养，超过维生素补充剂，超过鸡鸭鱼肉，相信很多人都亲身验证过。

爱分三六九等
越高级的营养越好

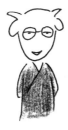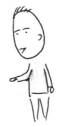

最高级的是什么来头？

无条件的爱
不需要被感谢
不需要被肯定
不需要按照你喜欢的
的样子成长

此外，我们喜欢的事情都可以带来营养。除了爱人与亲人之间，朋友的交互也会带来营养。如果学习或应用自己喜欢的技能、知识、电影、书籍，都可以从中得到能源和营养。也有人说自从开始玩了摄影好像人就没那么躁动了，有人开始阅读之后觉得整个人都从容了很多，脾气也好了。

看了那部剧之后
我觉得我好像又活过来了
我决定好好生活
我一定会找到我的赞函

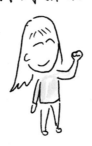
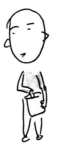

以此类推，我们在做自己喜欢的事情的时候，我们将心神专注在一件事上，并且带来快乐，且不至于疲劳的时候，都可以带来营养。

也就是说，我们的身体可以支持：食物充电、太阳能充电、运动充电、睡眠充电、大自然充电、爱充电，此外还包含兴趣充电，学习充电，交朋友充电，恋爱充电……

所以我们是一个通过多种渠道转化能源的高级体，不是一个只能装饭的不锈钢碗。

买药之前先看看寒热

这个场景我们很常见，去药店买药，问售货员：

"小孩拉肚子了吃点什么好？"

"蒙脱石散，这个效果好。"

"吃过了，不管用。"

"那要不吃益生菌吧，这个是进口的，效果好。"

"益生菌也不管用啊。"

"那就贴××桂儿脐贴，这个贴肚子的，没有副作用的。"

"贴了啊，拉得更厉害了，就不敢贴了。"

明明是治疗拉肚子的药
为什么会吃了没有效果呢

 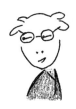

因为用药的方向错了

如果说拉肚子是因为积食产生的，那蒙脱石散无法解决积食，因为积食本来就是要拉出来，益生菌效力也不太明显。××桂儿是针对虚寒腹泻，那么积食一般会伴随热症，所以用了以后会拉得更多。

如果你还没有来得及学习中医，但你又很喜欢在药店买中成药给自己治病，那你首先要 GET 这个技能：分清病的寒热大方向，分清药的寒热大方向。

先读一段古文感受一下寒热：

一切寒症：面色唇口青白无神，目瞑倦卧，声低息短，少气懒言，身重畏寒，口吐青水，饮食无味，不思水饮，即饮亦喜热饮，二便自利，自汗肢冷，指甲青白冰冷伴小腹寒痛等。

一切热症：面目唇口红色，精神不倦，张目不眠，声音响亮，口臭气粗，身轻怕热，二便不利，口渴饮冷，全无唾液，芒刺满口，烦躁谵语，潮热盗汗，干咳无痰，饮水不休。

看条文看晕是正常的

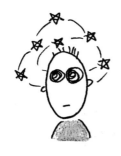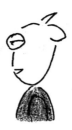

第一步：找个镜子，看看舌苔。舌苔白为寒，黄为热。如果舌苔很厚，则黄的程度代表热的程度。

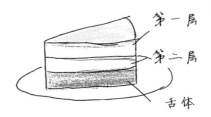

厚舌苔分解

第一层

第二层

舌体

如果表面有一层淡黄，下面的是白苔
则可以判断为有30%的热，70%的寒

　　舌苔厚为身体里有"垃圾"，腻为寒湿伴随着"垃圾"，舌苔水润润的代表湿。没有舌苔和剥苔的可以观察舌体，舌体的颜色较嘴唇更红一些代表有局部的热，如果血色很淡，很白，则代表有寒。

　　正常健康时舌苔在一天之中也是变化多端的，由于睡眠、吃东西、消化过程、运动的影响，身体会自动地去调节身体，所以没病的时候不需要常常看舌苔，有可能现在看着很厚，过一会儿就变薄了。只是在生病需要处理的时候，要跳过起床半小时，或吃饭喝水、运动半小时后，来观察舌苔做辅助的判断。

但是不是看舌苔就能知道整体寒热了呢？

　　先说吃。

　　忽然不愿意吃饭的一般是寒的证据，因为消化能力不足了，运行不动了。

　　忽然吃很多的可以暂时理解为胃中有邪热，是局部的热症。

　　一直以来都不愿意吃饭的，可以理解为虚寒的证据。

　　一直以来都要吃很多但不消化的，也可以理解为虚寒的证据。

　　喜欢吃温热的东西可以暂时作为寒的证据。

　　喜欢吃凉的东西可以暂时作为热的证据。

喜欢吃苦的东西比如苦瓜绿叶菜可以暂时作为热的证据。
喜欢吃甜的辣的东西可以暂时作为寒的证据。

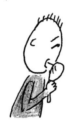

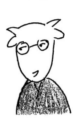

再说喝。

口渴想喝水，而且要喝凉水才过瘾的，可以暂时作为热的证据。

口渴想喝水，但要喝热水的，一般来说是津液亏损引起的，可以暂时作为寒的证据。

口渴但不想喝水，比如喝了想吐，很有可能是津液亏损但又无法代谢水，可以暂时作为寒的证据。

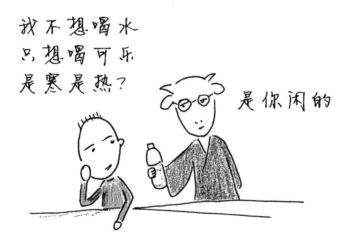

再说拉。

拉得比较臭，不管是硬还是软，还是稀，可以暂时作为热的证据。

拉得不太臭，不管是硬还是软，还是稀，可以暂时作为虚寒的证据。

拉得比较腥，不管是硬还是软，还是稀，可以暂时作为虚寒的证据。

拉得比较酸臭，不管是硬还是软，还是稀，可以暂时作为热的证据。

但一直拉得都很臭，或者都很酸臭，那是由于脾胃功能不良，可以作为虚寒的证据。

一直拉得量大，次数多，是吸收不良的表现，可以作为虚寒的证据。

一直拉得量少，次数少，是津液不足的表现，可以作为虚寒的证据。

为什么"一直"就是虚寒

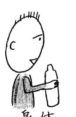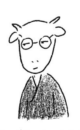

身体一直没有办法调整过来
代表生命力不太旺盛，就是寒

再说撒。

撒得比较清，尿量很多，可以暂时作为寒的证据。撒得比较黄，尿量比较少，而且一天当中所有的小便都如此，可以暂时作为热的证据，4～5岁以后生病时伴随尿床可以作为虚寒的证据。

哎呀我每天早上尿的都很黄

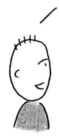
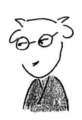

每个人晨尿都黄

冷热和分泌物，气味：

怕冷就不用说了，是寒症。

怕热是不是就是热症呢，可能是有局部的热症。

出汗多，而且是黏的，汗臭，是热症，

出汗多，但是清稀的，没有味道是寒症。

一直出汗很多，坐在那里不动也出汗，睡下一小时后也出汗，开着空调也出汗，那不管是清的还是黏的，都可以暂时作为虚寒的证据。

鼻涕如果是清的可以作为虚寒的证据。

鼻涕如果一整天都是黄的，可以作为局部的热症。

痰如果是清的可以作为虚寒的证据

痰如果一整天都是黄的，可以作为局部热症的证据。

一直流口水是虚寒的证据。

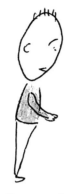

口水是不是唾沫？

唾沫是唾沫
口水就是哈喇子

再说红热、肿胀和炎症。

不发烧的情况下小孩手脚肚子都很烫的，可能是由积食引起的，可以暂时作为局部的热症。

头晕很多是由于水饮上逆引发，可以作为寒症。

舌头嘴巴热、屁股红、嗓子红肿、疱疹、手足口、耳朵流脓、中耳炎、口疮等等，都可以作为局部的热症。

身体的疼痛，伴随红肿充血的部分，可以暂时作为局部热症的证据。

身体的疼痛，没有伴随红肿充血的部分，可以暂时作为寒症的证据。

腹痛，没有伴随胀气的，还有腹中有水声的，喜欢按压，喜欢暖和的地方，可以作为寒症的证据。

腹痛，不喜欢按压，腹部发热，不喜欢热敷，伴随腹胀，可以暂时作为热症的证据。

再说睡。

翻来覆去睡不着，可能是胃不和卧不安，可以暂时作为积食的局部热症。

　　撅着屁股睡觉，也是肚子不舒服，可以暂时作为积食的局部热症。

　　趴着睡觉，大多是因为虚寒引发的，可以暂时作为虚寒的证据。

　　一直趴着睡一直撅着屁股，是长期的消化不良，可以作为虚寒的证据。

　　睡觉要做噩梦梦见很恐怖的场景，是虚寒的证据。

　　睡觉梦见自己很热，要踢被子，是暂时作为局部的热症。

　　睡觉梦见烦躁的事情，很愤怒要打人，暂时作为局部的热症。

　　再说情绪。

　　比较容易烦躁，说话声音很大，喜欢攻击，行动比较快，可以作为局部的热症。

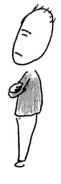

　　比较胆小羞怯，比较容易怕生，比较不爱说话，说话声音很小，行动比较迟缓，或者不爱动，比较自卑，沮丧，没有安全感，可以作为虚寒的证据。

　　爱哭又爱笑，情绪的承受能力不足，一般可以作为虚寒的证据。

　　此外还有如疼痛、肿、胀等情况，可以根据其他的项目来判断疼痛、肿、胀的寒热情况。

局部的热症是不是整体的热？

不一定，要看其他部分的寒热情况。如果热的部分多于寒的部分，那可以基本看作是热。

如果寒的部分多于热的部分，那可以基本看作是寒。如果分不清寒热多少呢？那可以基本看作是寒热夹杂。

局部的热症都可以使用清热的方法解决吗？

不一定，比如小朋友很多局部的热症是由于积食而引起的，这种局部的热症是由于身体有堵塞引发的，这种堵塞实际上也是由于一定程度的脾胃虚寒引起，对于小孩来说，脾胃功能正在发育中，所以比大人容易积食，也是正常的。如果脾胃功能非常好，则也不会出现积食的情况，所以解决方案是疏通管道，不是清热。

还有一种是湿热，比如吃得比较补，油腻，身体里的湿代谢不掉，也会发酵成为热，这种情况也不能清热。寒热夹杂的问题，通常可以使用都能照顾到寒热的药物来解决，今后的推送中会再谈起相关的内容。

只有一种是整体的热症，需要好好清热，现代人，在临床上非常少见。

罗大伦老师曾今在书中提到过古人的一个案例，热到整个舌苔焦黄发黑发硬了，可以直接剥下来，这样的案例现代人几乎是找不到了。

搞不清楚是寒是热的怎么办？

暂时先放下，看其他的。

现在做个练习：

你感冒了，主要的感觉就是：流鼻涕，嗓子干哑，貌似是要买清热解毒的感冒药。

列一下是寒症的证：流鼻涕，鼻塞，睡不好，头晕，不想喝水，不想吃饭，舌苔水润，舌体胖大，尿清长，大便暂时没有（忽略不计）。整个人很昏沉，没有力气。对人说话不太感兴趣，工作状态比较低迷。

列一下是热的证据：嗓子干哑。

这里有一个逻辑需要记住：在大部分出现寒症的情况下偶尔出现局部的热症，则这个热症的根源也是由寒而起。现在我们就知道这个感冒是一个妥妥的寒湿感冒，根本不需要什么清热解毒，就老老实实喝葱姜水。

辨证涉及到的哲学和医理较多，为了能实用，这里只说一点点。

这里暂时没有涉及过于复杂的辨证，只是通过观察来去判断处理的方向。

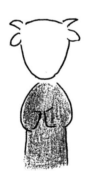

没有绝对的寒
没有绝对的热
一切都是相对的

但如果自己尝试解决却没能解决，那最好还是请医生来做更详细的辨证。

你是否从迷信一个西医到迷信一个中医

曾经，我们仰慕伟大的唯物主义科学。

同样，我们仰慕伟大的医学理论研究，什么基因、细胞，什么裂变，什么器官，什么微量元素等高级得我们一辈子也不会搞明白的词汇。同样，我们也仰慕着每一位穿白大褂的天使。

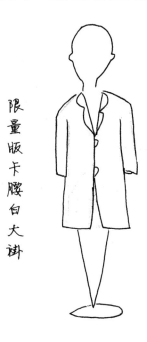

限量版卡腰白大褂

病痛缠身时，医生在我们心中，是高于一切高级人物的存在，无论是巴菲特，还是周杰伦，无论是爱因斯坦，还是姚明。

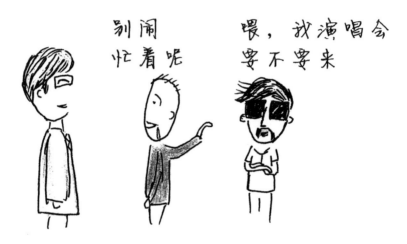

因为人人都会经历生病，病了都得在医生面前俯首，但大多医生是匆忙的。于是当我们遇到了第一个能与我们慢慢看病且一直乐呵呵地安慰我们的医生时，我们就像心里被照进一束光。

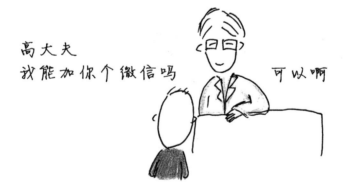

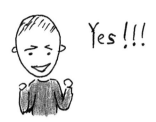

　　高大夫全名高富科，人如其名，为人坦荡，对患者亲和力强，只要是开机又没有病人的时候有问必答。高大夫几乎很少推销医药，也不主动推销保健品营养品。

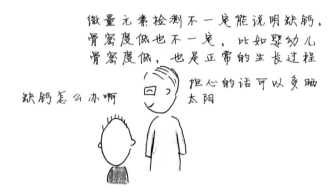

　　高大夫几乎很少主动推荐挂水，甚至连退烧药，他都不建议吃。

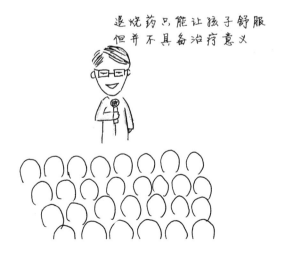

良好的逻辑体系和善良正直，让我们拜倒在他的白大褂下，我们开始将他一切的言论奉为金标准。

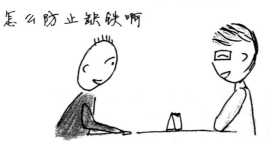

好办
三十块钱去门口买个铁锅
给孩子做饭

怎么防止缺铁啊

但这样完美的高大夫有一点"科学"情结，对于一切无法用数据解释的事情，他都保持着高度的怀疑与反感，比如中医。

一贯以科学与数据做思考论证信仰的高大夫对不讲循证的中医尤其是传统中医没有好感，尤其是看到一些假中医歪中医治疗不好的病案后，由于对病案的怜惜，常常像一个英雄一样站出来。

小孩能喝凉开水吗
能吃冷饮吗

都能
中医认为吃这些会胃寒
其实生病都是细菌和
病毒引起

从不会辨证的人的角度来说，他说得不可否认。然而，我们也因此将所有以中医为名的人和事物抵挡在我们的世界之外。

就是八卦，风水
神鬼，中医

什么是不科学

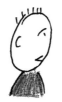
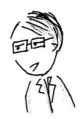

　　当我们心中有点动摇的时候，高大夫都会为我们站出来平息焦虑。

胃是消化的器官
脾脏功能只负责造血免疫
不参与消化

有没有脾胃不好
就会积食这种说法？

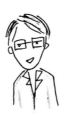

　　以上从西医角度来看说得是没错的，从安慰病患角度来看，也会有很好的效果。我们信任他所说的一切，但可能会忽略一点：在不同的条件下，一个言论可以对，也可以错。

　　忽然有一天，我们的孩子由于长期的便秘无法解决而焦虑重重，在一位远房亲戚强力推荐下被迫地看了一位中医。

　　我们根本没有想了解这位中医，只记得他很矮，然后问的问题也比较多，大小便情绪睡觉一日三餐都问，那就姑且叫他"矮话多"大夫吧"。

孩子，把手放上了让伯伯摸一摸

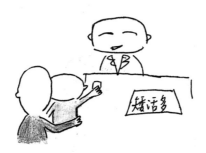

看完后矮话多开了三副中药，叮嘱了煎法，我们带着药回家吃。本以为只是用来应付家人的中药却在三副药之后，莫名其妙地见效了。

大便开始通畅，而且拉得很多，好像攒了很长时间，又黑又臭。更奇怪的是孩子开始要吃饭，主动上桌说要吃饭。

矮话多医生说这是一种脾胃虚寒引发的便秘，通俗地说，这是积食。

于是我们开始去朋友圈翻看曾经不屑一顾的关于中医的文章，了解到积食是因为食物超过了消化能力造成的积滞。而吃寒凉的东西会让胃肠的血液循环速度下降，就像食物容易在热锅里变软变细，而在冰箱里就不会，所以消化功能也从而下降，就会导致积食。

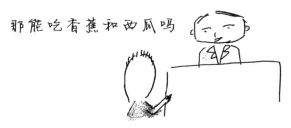

在试行了一段时间矮话多医生的饮食方案后，我们做了一个挨揍的决定——信中医。

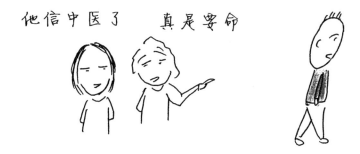

矮话多让我们了解到寒热虚实，了解到正邪斗争，了解到身体正在以我们无法想象的方式，乃至是用疾病，保护着自己的生命力。

那么矮话多说的一切都会是对的吗？显然不一定。

那从头到尾我们学到了什么呢？不迷信，不迷信任何固有思维方式。

每一个医生，首先是一个有知识死角的人，然后才是一个医生。

每一个医生也都不一定可以站在最高的视角看待世界。

为什么婴儿一出生就会觅乳动作
为什么壁虎的尾巴断了还能长出来？

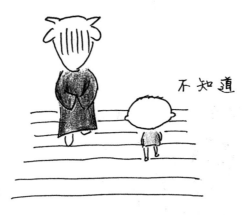

不知道

为什么忧郁都会让人生病或死亡
为什么世界要有四季、山河，还有动植物

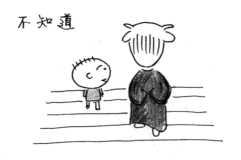

不知道

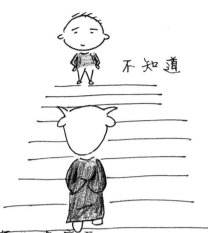

不知道

为什么人有生老病死
为什么爱因斯坦说爱是一切的答案?

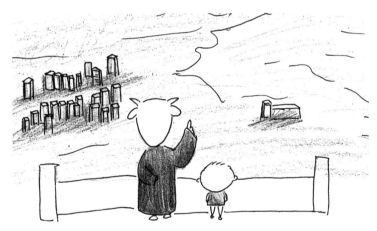

孩子你看，这世界正在以超乎想象的
方式运转，而我们了解到的还太少太少

　　以此文献给一切为患者无数次无私指导，却可能常常会被误解的
中医西医大夫们。

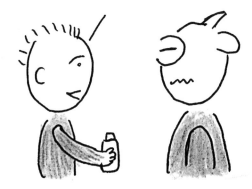

小儿常见病辨证

重新认识疾病

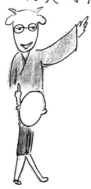

一切症状都不是疾病本身
而是对疾病的治疗过程

好，让我们从日常的观察来说起。

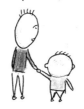

从前有一只花蚊子
它饿极了

这只蚊子穿着花衣服，
正在寻觅食物

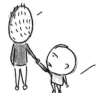

爸爸，我现在不想听故事

终于找到了一个目标，然后使劲一扎

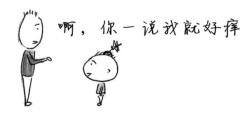

啊，你一说我就好痒

绝大多数人不会因为被蚊子咬而去看医生，因为我们明白，身体自己可以解决问题。

我们身上鼓起的红包，里面有蚊子的毒素，同时还有我们的气血，我们感受到的痒，其实就是气血正在作用时候的感觉。

如果我们想要挠一挠，那很有可能会帮助到被叮咬处的气血运作。

挠得好爽

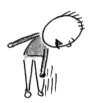

不好，挠破了

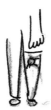

过了几天之后这个包包会消肿，恢复原来的皮肤状态。这也意味着，毒素被代谢出去了，而那些击退毒素的气血，也因此回到了它们本来的岗位上。

这个过程其实就是中医所说的"正邪之争"，而大部分疾病表现出来的症状，都是正邪之争的产物。

比如：

咳嗽：是为了排痰。

拉肚子：是为了排除病邪。

流鼻涕：是为了排出寒气。

发烧：是身体和病邪在打仗，当身体发烧到 39.5 度以上，人体环境已经不适合大部分致病菌生存。

便秘：是身体和体内的"垃圾"在对抗。

那么既然身体可以解决被蚊子咬这件事，那么可不可以自行解决其他的问题呢？

答案是：如果正气很足的情况下是完全可以的，但如果正气不足，就需要在医疗方式的帮助下去完成这场正邪斗争。

中医治疗疾病的目的是帮助正气完成斗争

例如受寒。人自身排寒的方式是流鼻涕，咳嗽有痰，毛孔关闭不让更多寒气进入体内。而这时中医就会帮助身体发汗，让寒气通过汗的形式排出去。当身体的病邪不在了，那么也就没有需要流的鼻涕，没有需要咳出的痰了。

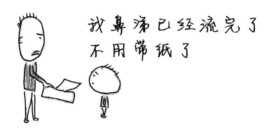

中医治疗的方式是：清理身体的内环境，修缮身体的功能。

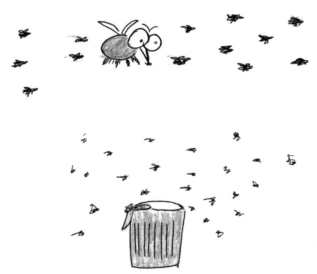

如果把这间房子里飞满了苍蝇的问题，比喻成为身体的疾病，那么我们姑且可以把苍蝇看成是细菌和病毒。

男二号，这一集里你就叫细菌

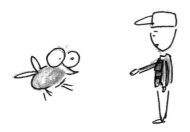

把这个房间看成是生病了的身体，这个身体现在看上去又臭又脏，而且已经容不下人住进来，所有的家具都被苍蝇沾满了细菌。如果按照现代医学的方式来解决这个问题，可能会选择的处方是这样的：

买强力杀虫剂，每天喷三次，
但也有可能因此腐蚀墙面和家具
需要之后再进行墙面和家具的养护

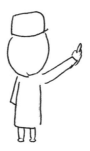

如果按照中医辨证的方式来解决这个问题，极有可能会选择的处方是：

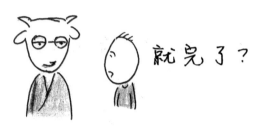

也就是说清理掉所有可能会吸引苍蝇的"垃圾"桶，对房间进行一次大扫除，让苍蝇回到苍蝇本来该待的地方去。

也就是说，将身体调整至最佳的模式

无论是中药，还是外治疗法，如推拿、艾灸、刮痧、针灸等方式，在辨证施治的情况下都是帮助身体恢复最好的运转模式。

将寒的调整成温的，将热的调整成温的，致病的细菌就失去了生存的环境。

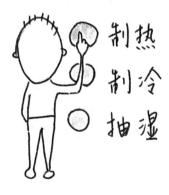

将堵的调整成通畅的，致病细菌就无法滞留在体内。

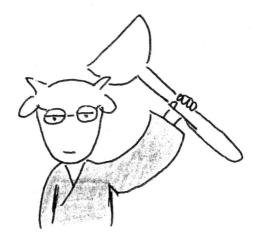

将电力不足的部分，充电加血，恢复杀毒排毒功能。

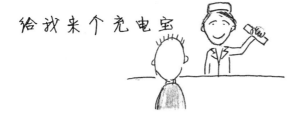

同时让菌各自去该去的地方

中医认为细菌（也就是一些微生物）没有好坏，有些细菌在人体内可以维持身体的运转和身体和谐共处，而有些细菌则会对身体造成一些阻碍。那么我们要做的，就是让细菌去该去的地方。

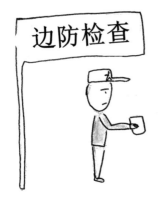

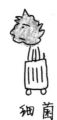

你的旅行签证过期了，你该回老家了

细菌

中医辨证治疗：慢就是快。

错误治疗方式：快就是慢。

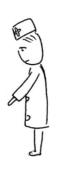

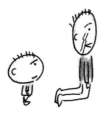

大夫啊，他这都38.6了就给他挂上吊针吧

因为对疾病和治疗的认识不够，就会对疾病产生莫名的恐惧，而恐惧会让人们陷入一个怪圈之内。比如普通的感冒，如果是为了马上退烧误用了抗生素，口服消炎药或寒凉的中药，虽然症状会很快消除，而身体机能还需要陆陆续续处理这些药物给身体带来的损耗。

从中医的角度来看，抗生素、消炎药，因为是比较寒性的药，如果是实热症，可以救人于危难，但如果辨证不是实热症，则在针对抑制症状的过程中就会付出伤害脾胃的功能的代价。而从中医临床来看，辨证为单纯的实热症十难有一。

从西医的角度来看，抗生素、寒凉中药，是会抑制生命活动的药物，在使用后需要比较久的时间通过身体来代谢这些药物。

错误治疗的过程就像是：

我们想快一点去天安门，于是我们坐上了出租车，然后一不小心开到了天津。

于是你问：

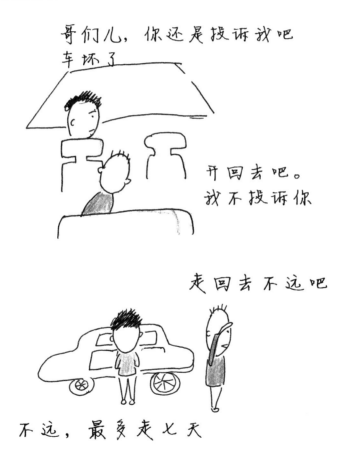

相对正气比较足阳气比较旺的孩子可以经受错误治疗方向带来的后遗问题，可以很好地代谢这些药物。但如果正气不足，比如家里可能经常有不适合的喂养，母亲怀孕时的饮食不当，或父母体质

不好，那么很有可能这样的小孩无法自己处理错误治疗方向带来的后遗问题，对于代谢那些药物的能力也很有限，就会随着年龄的增长出现一些慢性疾病（鼻炎、过敏性咳嗽、哮喘、湿疹、尿床、生长发育不好等）。

是什么让我们生出一个爱生病的娃？

几年来，羊爸爸在传播中医育儿的过程中，见到了很多天生体质不佳的孩子，也有的是在非常小的月龄就常常生病的孩子，包括一些过敏性疾病。为什么现在的孩子越来越金贵了，好像吃什么做什么都要小心翼翼。根据对众多临床案例的观察结合中医经典的理论，做以下分析，供大家参考。

身体综合状况不佳就要孩子

根据《黄帝内经》记载："以母为基，以父为楯。"爸爸妈妈的身体里的精血能量为胎儿成长提供了最基础的能量。

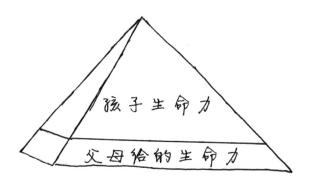

一个人的寿命长短由母亲的身体状况决定，一个人外在的活力，

以及防御外邪的能力由父亲决定。爸爸妈妈身体如果不好，尤其是妈妈，如果身体虚寒严重，比如宫寒，小腹常年会凉，生男孩就容易得疝气，生的女孩长大了就容易有妇科问题。

怀孕之前戒烟戒酒就够了吗？

除了生活习惯对对身体带来的影响，父母本身的体质、气血、性格、相貌和习惯，缺点和优点，病痛与快乐都会代代相传。

我们能做到的是，在要孩子之前将自己的身体先调理好，从日常下手，也可以找到靠谱的中医调理一段时间。

人工授精只解决了受孕，没有解决体寒

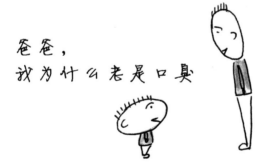

不孕不育只是身体虚寒不足以养胎的一个结果，而非原因，代表身体没有培养胎儿的气血能力。有些通过人工受精的方式让胎儿在"虚寒"的身体强行生长，出生后也将会面临很多孩子亚健康的问题，需要的照顾会更多。

孕期与哺乳期饮食过于寒凉，过于高营养

有个比喻很形象，妈妈的子宫环境就像是孩子的堡垒，妈妈吃火锅，宝宝就像待在火山里，妈妈吃冰淇淋，宝宝就像待在冰山里。

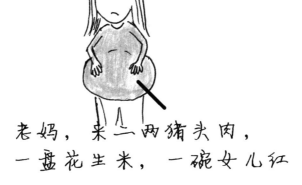

老妈，来一两猪头肉，
一盘花生米，一碗女儿红

孕产的医生建议在孕期补充高能量的饮食，包括多吃水果，多吃荤菜、肉汤。这类的建议属于万人一方，没有辨证的思想作为基础。更合适的做法是，根据妈妈本身脾胃的能力，和身体的状况来决定食物的搭配。

妈妈如本身比较虚寒的，则不适合吃很多，或不能吃生冷寒凉食物。消化吸收能力较差的，也不适合吃很多高蛋白的食物。往往吃得很多但吸收不足，则不仅无法补充营养，还会造成身体和胎儿的负担。这样的孩子在出生以后，就会相对比较虚寒。

其中可能会有的表现是：湿疹，黄疸偏高，便秘，新生儿肺炎，肠绞痛等等。

你的母乳装着你吃下的，喝下的，还有情绪

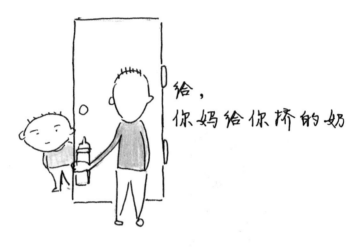

给，
你妈给你挤的奶

哺乳期的妈妈将自己吃下的食物转化为有特色口味和属性的"奶水"这种形式传输给孩子。如果妈妈由于情绪变化，也会随之改变母乳的属性状态。比如妈妈生气，则会容易使得母乳比较寒凉。

臭豆腐加涮羊肉

今天的奶啥味？

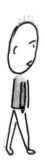

如果吃了很多的水果而没有很好地代谢，则可能母乳的"湿"会较多。如果吃了很多油腻的汤、肉类而没有很好地吸收代谢，则孩子就容易便秘、胀气，甚至是肠绞痛、腹泻等。

常见的寒凉食物：水果、凉菜、冰淇淋、牛奶、海鲜等。

妈妈需要在孕前知道自己能消化哪些：自己吃什么样的食物，身体会不适，通过舌苔大便可以表现出来。如有人吃多了水果会便秘，舌苔厚腻，那则说明不适合多吃这类食物。

误用茵栀黄

来看茵栀黄的成分：茵陈、栀子、大黄（或黄芩）、金银花提取物。药性来看，都是苦寒药，适合的是以"热"症为病机的黄疸。如果是"寒"症为病机的黄疸，则会加重虚寒状况。

什么是阴黄（寒症黄疸），什么是阳黄（热症黄疸）？

中医认为黄疸分为阳黄和阴黄两种，从症状上判断阳黄以皮色亮黄以及其他热症为主，阴黄以肤色暗黄以及其他寒症为主。

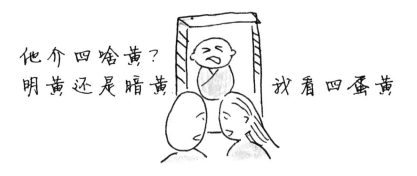

热症的黄疸（阳黄）可能表现的是：尿黄，手心烫，身体肤色亮黄，发病急，烦躁等。

寒症的黄疸（阴黄）可能表现为：尿清长，皮肤暗黄，食欲不佳，手脚偏凉，舌苔白腻，困倦等。

吃了以后症状没了？是不是代表没有误用？

不一定。中医认为所有病症都是正邪斗争的产物，而苦寒的中药能够让人的气血收兵，不再作用，所以可能会暂时出现症状缓解的情况。长时间的服用则会伤害新生儿娇弱的脾胃能力，如果是寒症的黄疸，吃了茵栀黄之后可能会有所缓解，但之后很有可能会出现的是一系列的后遗症，如便秘、肠绞痛、夜啼等等。

民间偏方能用吗？

需要辨证。民间认为新生儿体热，所以会可能用大黄泡水，把黄连喂给新生儿吃，同样需要参考自己孩子的自身情况决定。现代新生儿，由于社会环境、父母工作压力、日常生活不调等原因，孩子虚寒的偏多。无论是药物还是偏方，都需要知道自己孩子的状况才能使用。

小儿致病的三大原因

小儿致病的最主要的三个原因：

外感风寒、饮食积滞、意外事故。

从临床上来看：咳嗽、感冒、发热、拉肚子、便秘、中耳炎、疱疹性咽峡炎、咽喉炎、口疮等一些常见急症基本上都可以归结于外感邪气和饮食积滞。当然更多的情况是积食和外感同时存在，比如积食引发的受寒流鼻涕或者是由于受寒后引发的积食便秘。

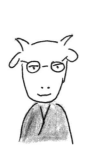

也就是说
大部分的孩子生病
先确认是外感还是
外感积食合并

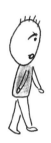
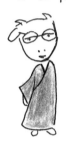

不过也有非受寒非积食
比如温病发烧

除了积食和受寒引发的问题之外，一些慢性的、反复发作的问题，如鼻炎、过敏性咳嗽、哮喘、湿疹、尿床、打呼噜，则很有可能是由于过去的错误治疗方向和错误喂养方式所造成的问题，需要改变的则是我们对于治疗和喂养的重新认知。按照孩子身体的需要改善生活的模式，配合中医的调理，才能走上康复之路。

意外事故护理现代医院更擅长

在中医古籍中也记载着一些外伤处理的方法，但作用是有限的。相对来说现代医疗在人体外伤的护理研究方面，做出了卓越的贡献，能够更好地、更快地恢复外伤，并很好地阻隔伤口复原过程中的一些细菌感染。

而日常的调整可以提前遏制 80% 以上的小儿疾病。

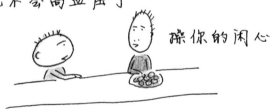

我帮你把里面的
肥肉吃了吧
你就不会高血压了

瞎你的闲心

在日常中通过观察孩子的大便、舌苔、情绪、出汗、尿液等变化，及时调整饮食、穿衣、睡眠、情绪，就能避免很多疾病的发生。

举个例子：

小明昨晚睡觉翻来覆去，今天早上大便很黑很臭而且费力，不断放臭屁，又比较口渴，嘴巴有一股味道，屁眼有点红。虽然还没明显的症状，但提示的就是小明已经在积食的路上了。这个时候妈妈就可以选择给小明吃一点白粥，简单的蔬菜，增加一点运动量，给脾胃一个休整的机会。

如何知道孩子是正常健康的

正常的大便

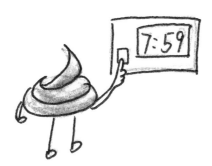

正常的大便是：规律的排便、偏黄色、不黑、不绿、不硬、不稀、不黏。大便代表着胃肠消化代谢"垃圾"的能力。

正常的尿液

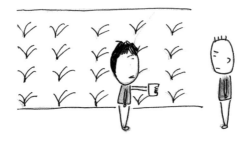

你的尿不过关，你不能浇灌菜地了

尿液代表正常的水液代谢能力。正常的尿液：淡黄无异味，不臭，晨尿一般会略黄。如果尿偏黄可能有积食内热，如果偏清长，则可能提示的是虚寒。

正常的出汗

正常的出汗是运动后出汗，有的孩子可能睡下后一个小时会出汗。如果出汗较多则可能提示积食内热，如果出冷汗，则提示的是虚寒。

正常的睡眠

正常的睡眠可以一觉天亮，3～4岁以后没有夜尿，睡觉呼吸规律，翻身较少，不做噩梦，不打呼噜，不磨牙，平躺或者侧卧，而如果是趴睡（肚子贴着床）则提示的是虚寒。如果跪睡，或者翻身厉害，则提示的是可能有肠胃的积滞，扰乱睡眠。如果做梦惊醒（排除惊吓）则提示的是虚寒。打呼噜提示的是可能有鼻塞或者有痰饮，这个积食或受寒都可能导致。跪睡，磨牙，大部分情况提示的是有积食，或者消化功能不好。

保证食物尽量是在原味的、天然的基础上，孩子会知道什么时候饿了，什么时候吃饱了。孩子通常在积食或者受寒的时候会没有食欲，是因为脾胃功能下降了，无法消化食物，所以就不吃了。也有一种情况是食欲异常旺盛，而所吃的东西又无法正常代谢。那提示的是身体里有邪热未尽（比如积食排完之后的一段时间里容易出现这样的情况）。

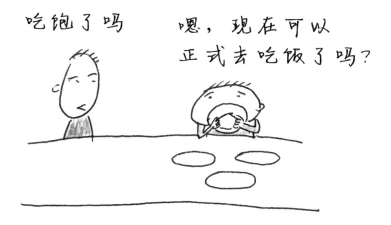

正常的喝水

孩子在一天之内会有想喝水或不想喝水的感觉。如果忽然很渴，喜欢温热的水，则可以作为孩子生病时的一种虚寒的佐证。如果喜欢喝凉水，则可以作为局部热症的一个佐证。具体是积食内热，还是其他原因需要进行具体的辨证。如果一天到晚都不想喝水，则可能提示的是身体里的废水过多了，或者是身体代谢转化水的能力下降了。

平稳的情绪

孩子身体不舒服的时候对于事件的承受力会变得比较低。比如容易暴躁，容易不顺心发脾气，哭闹，这个多与积食内热有关。而另一种情况是，比较容易恐惧、胆小、黏人、提不起劲、悲观，这个提示的是气血活动比较低，是相对虚寒的一种表现。

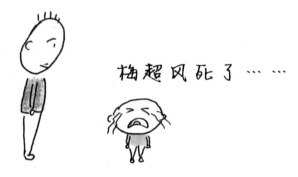

舌苔：是否淡红舌，薄白苔。

当我们发现以上内容有变化或者异常的时候，我们就可以开始做一些调整来预防疾病的触发，比如：

1. 给孩子吃得尽量简单一些，不给脾胃增加负担。

2. 早一点睡觉，保证充足的睡眠。

3. 如果可能的话，引导多一些运动。

4. 可以接触大自然，得到自然的土木之气滋养。

5. 多跟孩子互动，高质量的陪伴，减少他的焦虑。

6. 观察他身体的需要，及时地增减衣物和盖被。

小儿发烧怎么办?

发烧好像是一个恶魔,我们都会遇到的恶魔,有时候我们会一直害怕发烧,一直到孩子长大了不那么频繁地发烧为止。但发烧为什么变成了一个恶魔,我们也不得而知,也许是发烧时候的孩子那蔫了吧唧的状态实在会戳中我们,也许是坊间传说的某个烧坏脑子烧傻的故事激荡着我们……

无论如何,我们必须要解除这个诅咒。

先看看西方现代医学的认识:

"发烧是一个积极的信号,是免疫系统加速工作的一种信号。"

"发烧是治疗疾病的火焰,是了不起的清洁工,是形成孩子免疫系统的重要部分。"

中医认为发烧是:

按照我的理解,发烧不是一场火灾,需要灭火,而是警报系统响起,系统自带杀毒软件已经开始救援,是正邪斗争的一个结果,不是疾病的根本原因。

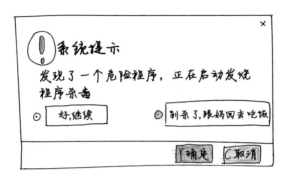

退烧药和抗生素等直接退烧副作用是什么呢？

我们常常看到的情况是：发烧之后使用退烧药，但没过多久这个温度又会回来。既然是退烧药为何只能短时间作用于发烧这个症状，甚至我们曾见过一次发烧使用 8 ～ 10 次退烧药。尽管有一些受寒发烧（西医可能会定义为细菌感染）可以通过退烧药来完成发汗解决发烧的原因，但是仍旧还有 70% 以上非受寒（非细菌感染）的情况下不能使用退烧药来解决发烧。

如果去蒙，那风险就是副作用。

如果发烧的过程是人体修复漏洞，查杀病毒的过程，那么直接退烧的过程很像是人体在进行杀毒的过程中，也许是刚完成到 50% 的时候，你给按了一个重启键。

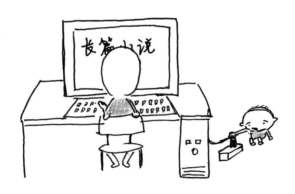

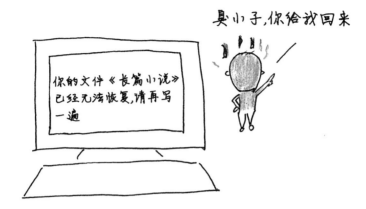

　　我们在接触的病案中了解到，使用退烧药的发烧时长，往往会大于不直接使用退烧药的发烧时长（其中包含中药辨证处理或自愈的案例）。就拿幼儿急疹来说，在现代医学的体系中我们也可以发现，注射抗生素退烧极有可能需要四五天甚至更长的时间，而在羊爸爸社区辨证后确定是幼儿急疹的情况，辨证用药，或等待自愈的案例中，最快完成幼儿急疹发烧的病程大约是 48 小时。

　　所以，不辨证使用退烧药直接退烧，非常有可能会延长病程，还会对身体造成一定程度的损害，会在以后的健康状况中有所体现。

发烧会不会烧坏脑子？烧成脑膜炎？烧成肺炎？

　　根据现代医学的解释，这个逻辑顺序是这样的：发烧本身并不会引发脑膜炎和肺炎，而是肺炎和脑膜炎引发了发烧的伴随症状，如果担心脑膜炎和肺炎可以从西医角度来做检查确认。肺炎相对脑膜炎发生的概率会高一些，正确的中医辨证处理也可以解决（不需要输液等）。

　　所以认为发烧会烧坏脑子就好像是：

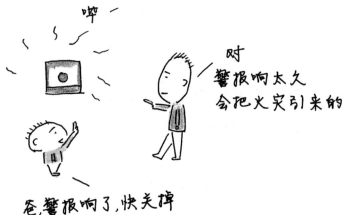

高烧会不会惊厥？

有习惯性惊厥史的孩子需要一些特别的护理来预防不惊厥，但其实惊厥和温度并没有直接的关系。临床也有38度多就惊厥的案例，甚至有体质不佳的孩子不发烧时也会发生惊厥，比如哭闹过度，比如激烈运动之后发生。

我们可能会听长辈说有孩子哭得背过气去了，也是因为哭的时候气血凝聚在上焦用来完成哭的动作时，身体的气血和津液分配不均匀了，身体为了自保产生的晕厥（意思就是身体告诉孩子，别气了，歇一歇吧）。

此外，临床发现，很多有习惯性惊厥史的都和反复大量使用退烧药发汗损伤津液有关，很多惊厥会发生在退烧药之后的10分钟内，这是因为人体为了快速调动津液所启动的一种自保式的惊厥。

而绝大多数没有体质问题的孩子，如果能够正确处理发烧，就不会发生惊厥。

一般常见的短暂性惊厥，也就是惊厥发生的时间在一分钟左右或者非常短暂，而且惊厥发生之后没有因此病情更严重、精神更差等情况，这种惊厥中医称作是良性无害的惊厥，也可以理解为是自保式的惊厥。

这个惊厥的作用原理在于，我们身体由于高烧，需要损耗身体内一定的津液，如果身体产生气血津液循环的能力下降不足的时，人体的津液就会不足，这个时候，人体会通过惊厥，通过身体的抖动将津液快速输布到身体的各处。

我们可以想象我们将一些粉末撒入水中时需要搅拌或摇一摇的过程，中医大多时候讲的就是这样的物理过程。

看看,现在摇匀了。

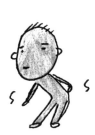
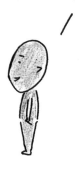

哥们儿,你上面都缺水了
要不你抖一抖?

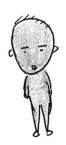
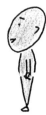

这样的惊厥是不需要处理的，如果处理，反而会帮倒忙。

一跳一跳的是不是惊厥了？

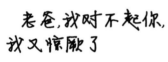

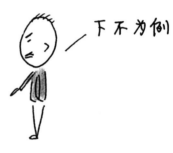

有时候短暂的抖动不能归类为惊厥。严格意义上的惊厥是指局部肌肉抽搐，呼唤时没有反应，头往后仰，口眼歪斜，频繁眨眼，嘴唇发乌。

如果是有惊厥史的小朋友，一是要考虑先天的体质是否是从第一次发烧起就会惊厥，第二考虑我们的错误治疗是否一定条件下触发了孩子的惊厥。从中医角度来看主要还是脾胃的问题，需要找到适合的中医来调理，配合喂养的改善，正气足的孩子高烧是不会惊厥的。

推拿可以退烧？

答案是可以，但是能不能解决发烧背后的原因需要打个问号，有没有副作用也要打个问号。

这个同样需要辨明发烧背后的原因。如果单纯只是去推拿"退烧"的穴位，比如退六腑，推天河水，和使用退烧药在根本上也是一样的，只能暂时达到"退烧"的假象，却没有解决根本的病因，同时也会给身体带来一些伤害。

很多孩子亚健康、脾胃虚寒、过敏性疾病可能都是从一次次"直接退烧"开始的。

由于不能正确认识到发烧以及小儿其他问题的本质，由于家庭的压力，由于自身的焦虑，对孩子反复进行错误的处理，导致孩子在2～3岁以后逐渐出现慢性过敏性疾病，久咳，咳喘，甚至哮喘，出现长期的大便问题，出现长期睡眠问题、消化问题，这个背后都反映了一个事实是：一次次错误的退烧只带来了暂时的安宁，却将孩子正在成长的娇嫩的脾胃功能陷入了深渊中。

整理了一些发烧治疗的案例，供大家参考。

述A：两岁半到四岁是在泰国曼谷度过的，感冒了人家医院都不给输液，医生说了，需要输液的就是要住院的大病了。我儿在曼谷待了一年多，发过几次烧，没输液，之后就感觉体质好了很多，有时小感冒都能扛过去了。

述B：我宝宝11个月时幼儿急疹，当时还没有认识到羊爸爸，去看了西医，吃了美林退烧，烧退疹出，才知道是幼儿急疹，好了以后，孩子经常身体冰凉，大概2周才好一点。但是孩子大便开始不好，经常3～5天大便，并且前面干，后面软，黑色，臭。

述C：前阵子高烧用了泰林和美，到39度就吃，交替吃，然后3天吃8次，然后手脚冰凉了一个多星期，吃啥都不消化，舌苔积满了厚黄，到今天一直还在调理。

述D：我大崽就是6个月时发烧误治，被诊断为肺炎、败血症，住院半个月，现在想想都痛心疾首。后遗症是出冷汗，三天两头就发烧咳嗽。现在 6 岁了，几乎每年要住一次院。皮肤瘙痒、哮喘，还高烧惊厥过两次。自从学习了羊爸爸的育儿理念就没去过医院了。现在还遗留的问题就是：有时候还会尿床，眼周包括鼻梁都是黑色的，个子偏矮。

述 E：我女儿在华西确诊为疱疹性咽峡炎，高烧 39.5℃，输液退烧后睡觉一直冒冷汗，请问这是怎么回事？再次复查时医生要求继续输液，我们果断地去看了中医，他开了中药，疱疹性咽峡炎需多长时间治愈？焦急中……

注：冷汗是输液的常见后遗症，阳证转阴证，可能少阴或太阴，这时阳气不足的容易病情加重，阳气足的应该会蓄积体力后再次发烧反而是好事。

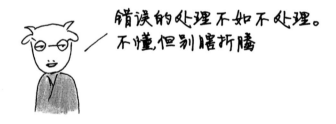

错误的处理不如不处理。
不懂但别瞎折腾

发烧的鉴别

急证需要找靠谱医生：持续的神志不清，抽搐频繁，持续高热，大便几日不通；有惊厥史的小儿，高热时间超过三天，家长处理却无效的。

普通发烧可以通过辨证处理：精神稍差，舌苔异常（变厚或变黄），怕冷，怕热，手脚凉，手心烫，出汗而不退烧。

变蒸发烧不需要处理：精神正常，无汗或微汗，没有明显咳嗽、腹泻、便秘的症状，手脚温热，耳朵，屁股凉。变蒸是小儿生长过程中生理的需要和更新，每次变蒸发烧后，小儿在智力、体力方面就会有一些不一样的变化。

下面是重点：

发烧的种类和处理方法

积食发烧：由于吃了超过当下自身消化能力的食物而引发的肠胃"垃圾"积滞之后引起的发烧。不一定是吃得太多而引发积食，有时候，高蛋白制品，多油，重口味，多添加剂，多寒性，生冷，如水果等，由于需要通过更多的热能动力进行消化吸收，也会引发积食。

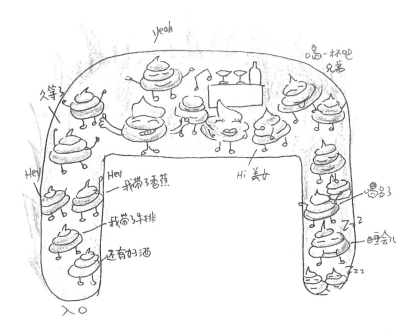

其中需要注意的两个关键点：一是自身脾胃消化能力和动能不足，如小儿娇嫩的脾胃，如正处在生病时，如相对的虚寒体质。

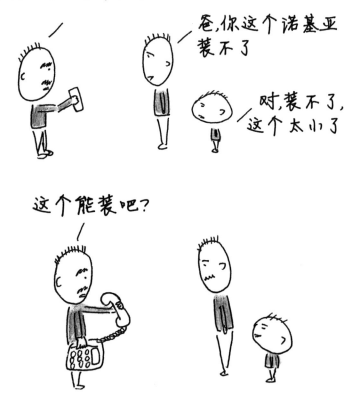

二是食物自身被消化时的难度等级，如肉蛋奶的难度等级大于蔬菜，水果的难度等级大于米饭，米饭的难度等级大于稀饭。

会伴随有舌苔厚、手心烫、大便硬黑、恶臭，或者便秘、口臭、爱喝水、怕热等特征。

处理思路是：通便，消食化积。

中成药可以使用的是四磨汤口服液或保和颗粒，也可以使用外治法，如运八卦、掐四缝、下七节骨等。如果大便通了，"垃圾"排出了，就会退烧。

受寒发烧：这个很好理解，就是受了风寒。除了冬天，其他季节也同样会受寒，比如空调房，比如洗澡或脱衣服，运动出汗后马上脱了衣服，一冷一热，都会容易受寒。

会伴随有舌苔薄白、鼻涕、喷嚏、鼻塞、咳嗽、怕冷、不出汗或汗少等特征。

处理的思路是：祛寒发汗。

如果是单纯的受寒发烧没有伴随积食或其他情况，那么食疗方法推荐的是生姜红糖水，还有一个非常讨巧的方子是葱白淡豆豉汤。

做法：在药店买淡豆豉（与家用的咸豆豉不一样），好的淡豆豉没有霉味，也可以尝一尝。小儿1岁作用就用10克，2岁用20克，3岁以上可以用30克，准备带须的大葱两三段，大约每段10厘米长。淡豆豉放入容器中大火烧开，转小火煮55分钟，最后5分钟放入葱白。得水150～200毫升，口味上孩子不喜欢也可以加红糖，分一日三次服用。这个方子讨巧的地方在于一方面使用了葱白，可以处理受寒，另一方面使用的淡豆豉也可以一定程度地解决孩子受寒过程中表现不明显的不消化的问题。

外治法推荐的是按摩热敷大椎，艾灸大椎（买艾条，找到大椎的位置，就是在后脖子的第一节脊椎处，5～10分钟，一天可以艾灸三四次），艾叶煮水泡脚（泡到微微出汗就停，不要出大汗），贴丁桂儿脐贴等。汗液会把风寒邪气带出体外，所以出汗后、就会退烧。

温病发烧：有时是因为季节的变化，如春天阳气生发时，人的体内也需要跟随季节进行一些调整变化而引起的发烧，有时是因为感染了流行性病毒引发的发烧，多见高烧，幼儿急疹的情况。

会伴随有，烧后出疹子、舌苔薄白、舌尖红、怕热、唇红等症状。如果排除积食和受寒，那么基本可以定义为温病发烧。

处理的思路是：舒肝透热。

推荐的食疗方法是：三豆饮，黄豆绿豆两把。黑豆一把，大火烧开小火炖煮 2 小时，可以加冰糖，每天喝 3 ~ 4 次。此类发烧，如幼儿急疹，不处理也都可以自愈。

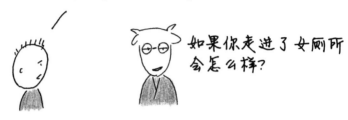

重中之重：不是所有发烧都能发汗。如果积食发烧被使用发汗的方法退烧，可能会导致津液亏损，甚至惊厥。

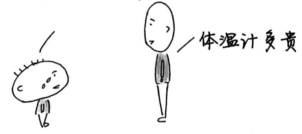

小儿便秘怎么办

再来说便秘，这似乎是一个简单又深刻的问题。很多时候被忽略，又有很多时候像一根刺一样扎在某个地方，有时候一驻扎就是好多年。有人甚至因为没有找到方法，一辈子都在跟大便的频率较劲。

怎么拉不出才能算便秘呢？

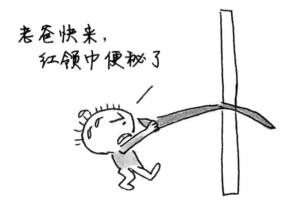

1. 大便干结；

2. 拉得不顺畅；

3. 一周小于 3 次。

满足以上条件可以被视为正宗地道如假包换的便秘。

便秘可能会带来的问题？

可能是消化道急性损伤，就是便血。

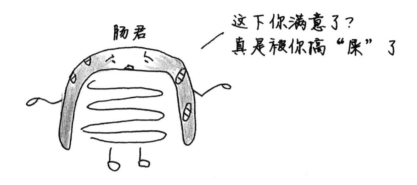

然后可能是胃肠气机阻滞，表现可能是气不顺、胀气、没食欲、烦躁。

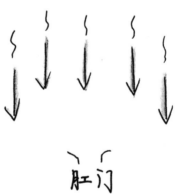

正常的胃肠气机是往下走的，由于食物的积滞或者是其他身体的因素会让胃肠道的气机变得不太通畅。腹胀是一个典型的表现，所以通常我们在吃很多的时候感觉会需要放屁这种往下走的气来缓解腹胀。

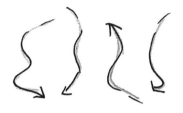

蔫菜的胃肠气机

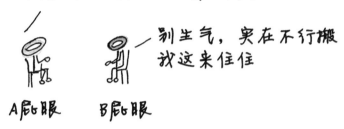

你看我们家那烂气扶不上墙的样子

别生气，实在不行搬
我这来住住

A屁眼　　B屁眼

　　如果便秘的时间长了，则可能会出现是脾胃器质病变。

　　因为脾胃的运行功能在中医眼中具有非常重要的位置。除了我们所常常知道的消化和吸收的功能还具有统筹气血，为身体其他脏器输送气血的能力。

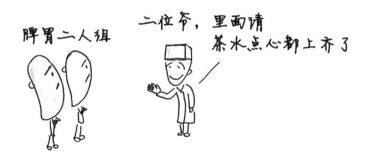

脾胃二人组

二位爷，里面请
茶水点心都上齐了

　　脾胃功能好不好，也决定着身体的整体素质。如果有长期便秘历史的孩子，通常会表现出比较多亚健康的状态，比如说身高体重发育比较慢、比较容易生病、容易过敏、消化不良等情况。这个背后是因为便秘的时候身体的气血循环和气机的渠道不是最通畅的。

这个渠道决定了我们摄入的营养物质是否能够被顺利地吸收和转化。

接着就会看到的是营养不良：

消瘦，或吃多不长肉，是营养不良的第一表现，同时伴有面黄、唇舌色淡、发枯等，在诸多长期便秘的孩子中常见。

长期便秘的身体，在去努力吸收营养物质之前，需要先尝试去解决通道顺畅的问题。那么可能表现出来的是食欲不好，还有一种反向的情况是食欲非常好，但却不能消化吸收。

食欲不好的原因是身体知道自己的代谢能力下降了，就干脆吃得少一点或者不吃来给身体更多休息缓释的机会。这种情况不要勉强孩子吃，策略是可以尝试给予一些温软的米面制品，如果孩子爱喝粥，则很有可能代表孩子的身体觉得这个东西消化起来是没有困难的，其中能够摄入的营养物质是可以被利用的。

而食欲非常好则是因为身体处在极需要营养的状态下，必须维持身体活动的运转，这是生命力的体现。但是由于消化吸收的能力非常有限，而越是有限，则身体越是希望进食更多的食物……

吃得多，拉不出，还瘦，现代孩子不难见到，就是所谓的胃强脾弱。

胃强脾弱的孩子我们通常给予的喂养建议是，要吃的时候可以给，但给的是非常容易被消化吸收的食物，比如一些米面制品，如浓米汤、小面汤，同时要给予一些咀嚼的机会，来锻炼咀嚼的同时也是对脾胃功能的促进，北方的馍片、馕、米饼等都是可以咀嚼但又不难消化的食物。一方面米面制品的性味非常温和，另一方面五谷之中的精气最容易被人体吸收，是养身体的最好的东西。

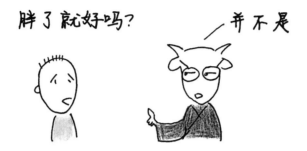

有人认为胖是营养好的表现。

中医认为孩子的肌肉和骨骼状况在一定程度上可以看得出脾胃功能，中医认为"健"比胖来得更重要，也就是说肌肉是不是结实，运动能力如何，走路跑步的体态上显示出来的状态是比较松散的、容易疲劳的，还是比较稳定的、比较持久的，这是看待一个孩子是不是营养好的一个重要的参考。如果只是胖，但是脂肪比较虚，又比较容易生病，则不能认为这个胖是营养良好的胖。

为什么会便秘？

便秘实际上也是一个正气与邪气斗争的过程。

由于邪气在肠胃里面驻扎，而身体和消化道需要将邪气通过大便排出体外，而正邪交锋的时候，大便不通畅是其中的一个表现。我们也可以理解为，我们在便秘的过程中，其实身体也是在努力帮助自己的。

只是有时候身体不一定马上能够解决问题，也还是需要一些其他的帮助。

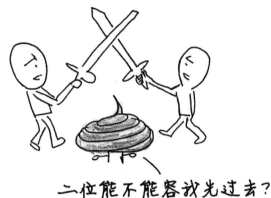

二位能不能容我先过去?

通俗地说分为两类便秘:一种是热症便秘,也就是常说的积食的情况,原因主要是吃得不合适。

便秘的时候会伴随一些热症,这是正气比较足的表现。身体会指挥更多的气血处在高速运转状况,这个时候会消耗人体的津液,肠道就会因为干燥而使得大便变干、变硬,甚至出现羊屎蛋的情况。同时也会伴有,比如肛门灼热、手足心发烫、舌苔黄厚、黄眼屎、发烧、出汗、爱喝水、烦躁、大便恶臭、酸臭、睡觉踡睡等情况。

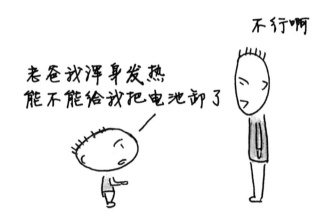

老爸我浑身发热
能不能给我把电池卸了

不行啊

你身上的电池是进口的吧？
你确定你身上的电池是进口的？

不是，是充话费送的

另外一种是虚寒便秘。

虚寒的便秘相对积食的热症便秘来说，表现得会相对比较平静，不像积食的热症的便秘来得那么猛烈。我们几乎不会很快发觉孩子生病了，也没有发烧，也没有咳嗽，也没有什么炎症，就只是忽然发现上便便的时候难度系数增加了。

身体的抗邪能力下降了，身体抗邪能力不足了就会产生这种情况。导致我们抗邪能力下降的可能是长期的喂养问题，也可能是治疗方向的问题。当胃肠道受到了如"误用寒凉药，误用抗生素，常吃寒凉油腻食物"的洗礼，体内的寒气会导致气血能力下降，脾胃能力下降，当肠道里面堆满了"垃圾"，但是气血推动能力很弱，便无法推动大便。

这种便秘通常是慢性的、长期的。通常这种大便可能会腥臭，像臭鸡蛋，或者没什么味道，也有的会有不消化的食物出现（是胃寒的一种表现）。伴随的其他的身体虚寒状况可能会有，食欲不佳或食欲异常旺盛，不长肉、脸色黄、口唇色淡、胆小、睡不好、爱流口水。舌苔表现可能是湿滑、白腻、舌体胖大，或地图舌，我们可以一一观察去进行印证。

那是什么让我们拉不出来？

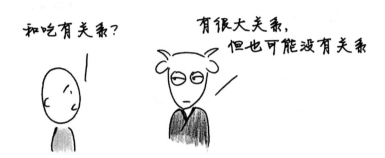

和吃有关系？

有很大关系，
但也可能没有关系

积食：食用了自身无法负荷的食物。由于身体对这些食物的代谢能力有限，所以就会产生食物的积滞和发酵，就会形成便秘。羊爸爸说过自己吃下去的食物可能带来的营养物质是八块钱的，但是如果身体用来消化这些食物的成本是十块钱，就很有可能会积食了，肠胃需要更长的时间才能运化这些食物导致产生大便时间间隔的延长。

比较难消化的食物可能会包含肉制品、牛奶、鸡蛋制品、高糖食物、生冷的水果，尤其是寒性的水果，含有添加剂的零食、油腻的菜肴、海鲜、粗粮等。每个孩子的情况不一样，可以自己通过观察大便和睡眠的情况来反映喂养的食物是否适合孩子当下的消化能力。

外邪：中医常说的邪气分为风寒暑湿燥火六种。邪气侵袭时，身体会调动更多的气血去驱逐邪气，由此工作重点发生了转移，则脾胃常规的运化食物、代谢食物的能力会相应地下降，就会产生便秘的情况。

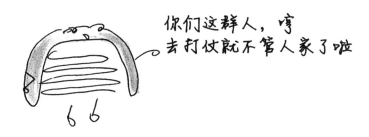

情志：肛欲期会让宝宝喜欢憋大便，不愿意主动排便，同样作为成人也会因为身心不放松而没有便意。还有是因为某种恐惧，中医认为恐惧的情绪会伤害肾的能力，而肾又管理着二便的排泄。在恐惧的时候除了我们常常听到的吓尿了之外，还有便秘的情况，而对于孩子更多的是因为肛裂的情况害怕排便。

大便的时候需要放松，有人喜欢听音乐，有人喜欢憋着回家再上，其实就是放松安全的地方可以让身体的气血相对畅通，代谢能力也会比较好。很多成年人也是如此，在外地出差的时候容易便秘，甚至出门在单位容易便秘，只喜欢在家里大便或者只有在自己非常放松的时候大便。

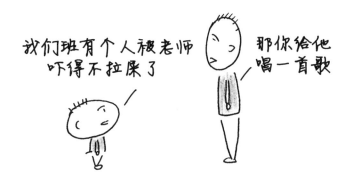

重点来了：如何解决

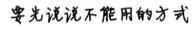

要先说说不能用的方式

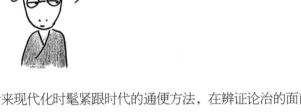

一切看来现代化时髦紧跟时代的通便方法，在辨证论治的面前都会显得逊色些，如蜂蜜水、香蕉、火龙果通便，益生菌通便，甚至还有成人常用的排毒丸之类。我们会发现它们有这样的特点，就是只可能在特定的人、特定的场景里使用，然而它们会失效的可能性也是显而易见的。

吃水果通便的原理大概是通过比较寒凉的水果与水果中的纤维去冲刷肠道的过程，也有很多人抱怨说每天都吃很多水果但还是出现了便秘的情况。如果确实能够对症，正常的起效应该是吃一点点就可以起效的，但是通常这个方法只能暂时使用。因为中国人的体质并不适合每天大量地食用水果，因为水果中的糖分，以及会产生的湿，加之水果本身寒凉的属性对于肠道来说会是一个难题。长期用水果通便可能会造成脾胃比较虚寒、寒湿，当香蕉通便失效的时候，我们再去观察自己的体质大概就可以印证这一点。

尤其是对于脾胃正在发育、脏腑非常娇嫩的孩子来说，水果通便并不是一个好的选择。

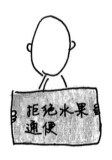

拒绝水果通便

有人会选择喝大量水试图稀释大便冲刷肠道，这个动作会增加肾的负担。水的代谢也是需要脾胃和肾的运作来进行转化的，把水转为身体中的体液、津液，或者排泄而出，也是需要消耗一定气血的。

重中之重：便秘的处理

如果孩子正气足，热症明显，这样的便秘可以驱邪的思路来通便。

其中调胃承气汤和四磨汤，是可以常用的方子。用的是以强对强的方法，比如伴随高烧、上焦明显的热症、咽喉发炎、溃疡、疱疹、手心发烫，等等。年龄较小的或者情况不严重的，推拿可以用下七节骨、清大肠、揉肚脐、退六腑等类似的下法。

我们常谈到的积食便秘可以归为热症便秘的一种。

积食便秘的原理就在身体里没有被消化掉的食物发酵后成为难以代谢的"垃圾"，堵住了身体的渠道。常用的中成药是保和丸，解决思路就是处理体内的发酵"垃圾"。保和丸适用于积食便秘的情况，方子相对比较温和，因为方子中有一些照顾"脾胃虚寒"的成分，用错的几率也会比较小。书的后面章节中有常用中成药的药解，朋友们可以根据药解，在医生的指导下使用。

如果虚寒便秘用了热秘的办法会怎么样？

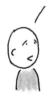

就像把炸弹绑在身上去炸敌人

这里的方法如果用到虚寒便秘的人身上就会带来一些对气血和正气的损耗。

虚寒便秘则可以用扶正的思路来通便

正气不足的便秘需要温和解决，因为孩子长期便秘，还有发育不良、食欲异常等情况。其中理中汤、补中益气汤，都是可以通过提升中焦脾胃运化能力，温中的方式来帮助大便通畅，没有学过羊爸爸六纲辨证的妈妈们可以在中医的指导下来使用。当然方法不限于这两个方子，只要思路对，就能解决问题，比如艾灸肚脐和肛门，还有一个比较简便的方法是，南怀瑾脐贴。睡前贴在肚脐上，早晨拿下来，大人小孩都适合。

除此之外，饮食的调整也显得非常必要。

如果是刚刚入门的妈妈们，通过饮食的调整来帮助孩子减轻肠胃的负担，也可能会有很好的帮助。

要如何预防便秘？

根据孩子的消化能力来控制生冷寒凉食物，水果、零食、肉蛋奶、滋补品的摄入。

对于平时消化能力就不好的，需要控制饮食的摄入，多给好消化的食物，多引导运动，并且密切观察大便，比如大便开始变硬，同时出现胃口不好就要开始注意了。可以通过控制饮食，或者蜜煎导法来帮助排便，防止便秘。

切记：便秘要辨证处理才会有好效果。

小儿腹泻怎么办

　　说说拉肚子，医学术语叫腹泻。单纯吃坏了东西偶发的腹泻比较好处理，如果是持续时间比较长的腹泻，对孩子的身体是不小的压力，一些孩子因为较长时间的腹泻没有得到正确的处理，生长发育迟缓，面黄肌瘦，吃很多东西不消化……

　　一些亚健康的孩子是从一次或几次没有处理好的腹泻开始的，所以，拉肚子之事可大可小，学会辨证处理，也是可以快速痊愈的。

什么质感和气味大便算拉肚子？

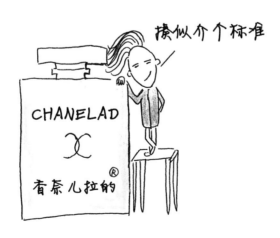

腹泻指每天排泻三次以上稀便或水样大便,拉的次数多但大便成型不是腹泻。没有添加辅食只吃奶的宝宝拉糊状大便是正常的,不算在腹泻范围内。

拉肚子是怎么发生的?

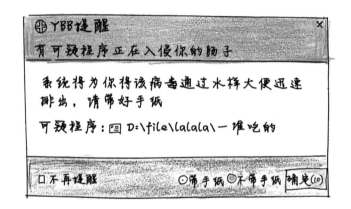

与便秘一样,也是正气和邪气的交战过程。更确切地说,腹泻都是人体中了木马等可疑病毒之后的杀毒排毒反应。腹泻症状本身只是人的自保的信号,它显示身体正在自己处理问题。

既然是排泄,通常是把不好的东西排出,无论是细菌还是病毒,是寒还是热,所以能排首先是好事。

但我们需要明白这个排泄的本能是不需要去阻止的。

止泻药物的机理是阻止这个排泄“垃圾”的人体本能,使用止泻药相当于堵住“垃圾”与病邪的通道,因此要在特殊的病机下使用。一般来说止泻药非常容易使用错,甚至,一用就错。

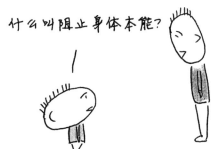

会引发拉肚子的常见原因有：

1. 太冷或太热（寒邪，暑邪）或，吃的食物性味过冷过热（辣椒或冰淇淋）。

2. 食用了有害物质，食物中毒等。

3. 其他病机引发了没有代谢的废水（中医称为湿邪）。

拉肚子的误区

既然是常见问题，广大人民也都有自己的应对方案。比如有人看到孩子们经常因为受寒拉肚子，就每次当作受寒处理。

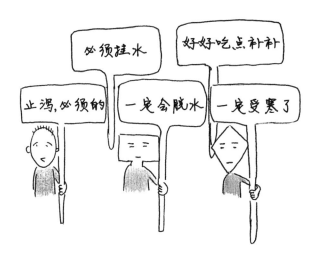

中医辨证则认为应该瞬息万变，需要个性化看待每个问题，在不同的病机下去找到对应的解决方案。

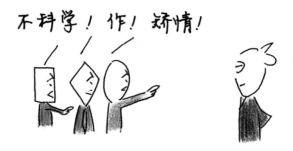

所以正确打开疾病的逻辑是这样的：

把"必须止泻"改成"不一定要止泻"，因为有的病邪就是需要通过排泄的方式排出病才会好。

把"一定会脱水"改成"不一定会脱水"，因为在腹泻过程中适当的补液可以非常大程度地避免脱水的发生，并且在正气辨证处理后也可以在必要的时候尽快完结整个腹泻的过程。

把"一定是受寒"改成"不一定是受寒"，因为暑湿也会拉肚子，吃坏东西也会拉肚子，吃了热的东西也会拉肚子，也能表现出来有寒有热的情况，同样，积食了也会拉肚子。

把"必须挂水"改成"不必须挂水"，因为绝大多数腹泻都可以用中药治疗，有的也可以自愈。

把"好好吃点补补"变成"补你个头啊"，因为身体正在经历正邪交锋，更多的体力用在来排泄废物上，已经没有更多的气血消化高营养的食物，这时候最好的补品就是容易消化的米面制品，可以快速为身体增加能量，如果没有食欲也不能勉强吃。

什么样的拉肚子可以家庭处理？

轻度腹泻：精神正常，无汗或者微汗，没有明显惊厥、发热等症状，手脚温热。

中度腹泻：口渴，烦躁不安，皮肤缺乏弹性，眼睛凹陷，前囟门凹陷。一些腹泻会出现一些热症，如口渴、烦躁等等。

看上去好像是热症？

这个时候的腹泻会出现一些类似热症的情况，但是我们需要把它和真正的热症区别开来。这个道理就像是锅里的水烧干了之后锅也会跟着起火，但这个火的原因，不是真正的热，而是缺津液，也就是缺水，需要补水。

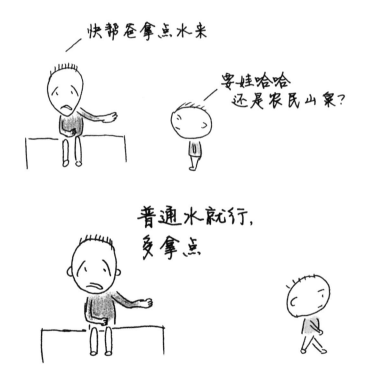

这个时候需补充津液，可以用淡的糖盐水，电解质水，或者米汤。单纯的水由于阴寒的特性比较难被转化成供人体所用的津液，所以不能作为补液的最佳选择。

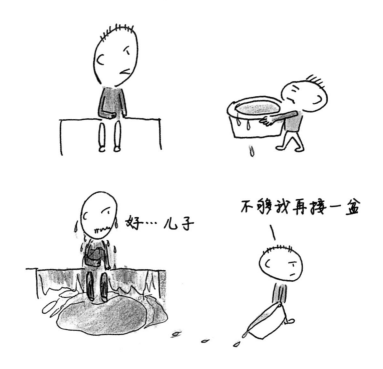

好…儿子

不够我再接一盆

什么样的拉肚子需要就医

重度腹泻：休克，意识减弱，尿少或无尿，体凉，四肢潮湿，脉动微弱，低血压或检测不到血压，皮肤苍白。这种腹泻往往是因为错误的处理导致的，也可能是处理得不及时导致的。

由于严重脱水引发的生命动力不足的情况，身体已经失去抗邪能力，需要立即就医，也可以挂葡萄糖补液。

常见的小儿腹泻分为三类：

一种是积食腹泻：是由于吃了过多超过消化能力的食物导致的，比如肉类、海鲜、蛋奶制品，又比如寒凉的食物或水果、零食、奶油蛋糕等等。由于需要消耗的身体的消化成本较多，不但没有转化好这些营养，而且自己身体的渠道还被堵住了。

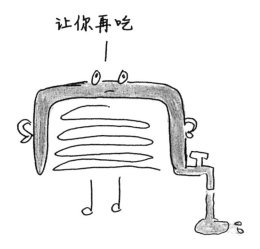

可能伴随有手心烫、舌苔黄（白）厚、口臭、大便酸臭、大便恶臭、发黑、爱喝水、腹胀、汗出、食欲不好等情况。看上去热症会比较多，但是这种热，是由于身体"垃圾"的堵塞产生的"垃圾"发酵的结果。这个热是郁热，郁热的原因是堵，而堵的原因，是因为动力不足，能力不足，换个中医的词也就是虚寒，如果消化能力很好也就谈不上积食了。

由于需要通过拉肚子把积食产生的食物"垃圾"排出来，所以这种腹泻不可以直接止泻，治疗的思路是帮助消化和帮助排出"垃圾"。

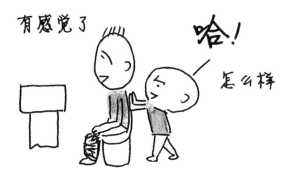

中成药常会用到保和丸或保和颗粒来处理。保和丸是一个相对比较温和的方子，其中的组成是山楂、神曲、半夏、茯苓、陈皮、连翘、萝卜籽。其中只有连翘用来清除内热，在处理积食的过程中主要是帮助身体更好地消化，照顾平素消化能力不太好的孩子比较好用。

食疗方面可以使用焦米汤：把大米在铁锅中炒到焦黄后，倒入开水，分次服用汤。原理是焦的东西可入脾胃，帮助脾胃的运转，并且有化湿的功能。

第二种是受寒腹泻：是由于肠胃受凉或者风寒邪气导致的。

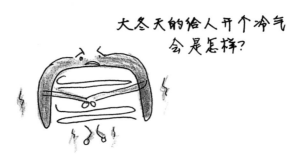

津液会为了抗击寒邪，屡屡受伤败阵，就会变成废水聚集在肠道，通过腹泻的形式排出来。可能会伴随感冒症状，流鼻涕咳嗽有痰，大便可能会出现绿色，腥味或无味，可能是水样，也可能伴随泡沫，舌苔一般是薄白。

治疗的思路是温中散寒。

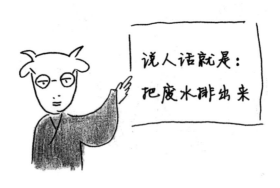

会用到的可以是艾叶红糖水：用艾叶放入锅中大火煮开十分钟后放入红糖，这个方子也适合一些肠绞痛的孩子。另外可以用的是丁桂儿贴脐贴，或者用南怀瑾脐贴贴肚子，家里有艾条的可以艾灸肚脐、中脘，中成药使用方面则可以使用参苓白术颗粒来处理。

参苓白术颗粒由人参、茯苓、白术、山药、白扁豆、莲子、炒薏仁、砂仁、桔梗、甘草组成。方子非常温和，总体的治疗方向上，也是温中散寒。

如果是积食拉肚子用了温中散寒会怎么样？

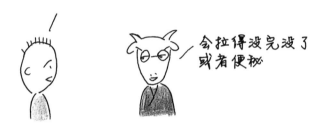

会拉得没完没了或者便秘

如果是受寒拉肚子用了保和丸呢？

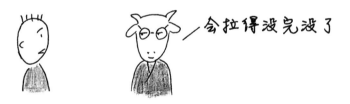

会拉得没完没了

腹泻的类型，就像是迷路走错了方向，距离目的地越来越远，所以辨证很关键。

被错误处理的腹泻，或者迁延不愈的腹泻很可能最终都转变成虚寒腹泻。这类腹泻和受寒腹泻的症状与处理相似，思路也是温中散寒，可以使用的中成药是参苓白术颗粒。

第三种是湿热或寒湿腹泻：病机是由于感染了湿邪，身体中的废水无法正常运转和代谢了，产生的腹泻。

如果废水往上走就会头晕，呕吐，往下走就是腹泻，所以这类腹泻经常会伴随呕吐、头晕。

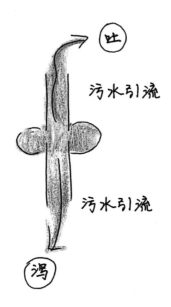

这类腹泻可能会出现的是水样，也可能是稀便有泡沫，腥臭或无味，伴随呕吐、恶心、腹痛、腹胀、头晕等等。舌苔可能是白腻，舌苔胖大的情况。

既然是水湿无法代谢引发腹泻，那么治疗思路则是和中化湿。

这里会用到的一个经典的中成药，就是藿香正气水，小儿需要使用无酒精的剂型，如藿香正气液、藿香正气丸、藿香正气颗粒。

所有中成药的使用用量，由于中成药在制作的过程中药量实际上非常小，同时国家对非处方的中成药的把控也非常严格，如果为了保证药效，都是按照 1 岁左右使用三分之一，2 岁左右使用二分之一成人量，3 岁左右使用三分之二成人量，四岁以后可以使用成人量，但是 12 岁之前还是尽量服用藿香正气没有酒精的剂型。

最后补充一种既有寒又有热又不是积食又不单纯是受寒的腹泻。

这个我知道，是一种哲学的腹泻

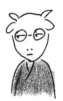

如果进一步学习过六纲辨证的朋友们，就会知道这种腹泻寒热的证据都有，但却可以排除积食，也就是没有任何积食的证据，比如舌苔黄厚腻、腹泻之前大便不通、食欲异常、口臭等等。

这种寒热错杂的腹泻，往往大便会容易出现水便分离的情况，也可能会伴随呕吐、发烧（但确实不是只要发烧呕吐伴随的腹泻就可以认为是寒热错杂的腹泻），如果还没有进一步学过六纲辨证，可以在医生指导下使用的中成药是复方黄连素片。

还有抗生素和止泻药（蒙脱石散等）的使用。

蒙脱石散对于腹泻的处理机理和其他止泻药是一样的，也就是堵住渠道，制止人的排泄病邪的本能，而且蒙脱石散在误用时，尤其是在较小年龄，如 2 岁以下的小儿身上误用后，如果身体没有足够的正气，则会导致一些对身体不良的影响。

而我们以上提到的几种腹泻，都不适合使用蒙脱石散进行治疗。

2.6 抗生素和"止泻"药物的使用

*不应该常规使用抗生素。*这是因为临床上不可能按是否对抗生素的反应区分腹泻。比如产毒大肠杆菌引起的腹泻和轮状病毒，隐袍子虫属引起的型腹泻。而且，甚至可能对抗生素有反应的腹泻感染，通常缺乏选择有效抗生素所需的药物敏感性的知识和信息，另外，*使用抗生素增加治疗费用，增加药物不良反应的危险并增加细菌的抗药性。*

抗生素仅对出血性腹泻的患儿有效（很可能是志贺氏细菌性痢疾），重度脱水疑似霍乱，严重非肠道感染如肺炎，极少使用抗原虫药。

*"止泻"药物和止剂对急性或迁延性泻的患儿没有任何实际益处，*它们无助于预防脱水或改善营养状况等主要治疗目的。

有些药物有危险的，有时是致命副作用，*这些药物绝对不能用于 5 岁以下儿童。*

10.2 "止泻"药

这类药尽管常用，*但对于患儿没有实际效果，而且也从未提示可治疗患儿急性腹泻，*有些药很危险，这类药包括：

吸附剂（如*高岭土*，凹凸棒石，膨润石，活性碳，消胆胺）这类药常用来治疗患儿腹泻是因为其吸附细菌毒物和其它致泻性毒物并使其活性减润、能保护肠粘膜等，然而*没有一种药在常规治疗儿急性腹泻时被证明有实际价值。*

抗蠕动药物（如盐酸洛哌丁胺，复方苯乙哌啶、鸦片酊、樟脑鸦片酊，止痛剂，可待因）这些鸦片类制剂（或类似药物）和其它抗蠕动药物能降低成人产生粪便的频率，但不能减少年幼儿的粪便形成量，*而且，这些抗蠕动药能引起严重的麻痹性肠梗阻，非常致命，由于拖延了致病因子的清除从延长了感染的时间。*常规治疗剂量即起镇静作用，有报道几种药物出现致命的中枢神经毒性，这些药物中任何一种都不能用于治疗婴儿或患儿腹泻。

以上摘录自世界卫生组织《腹泻治疗：医生和高年资卫生工作者使用手册（第四次修订）》ISBN 92-4-159318-0（NLM 分类：WS 312》。

以下是摘录自羊爸爸社区的一些错误治疗的案例：

案例 1 述：我家一岁妹妹上次腹泻十天（用了四天头孢），刚刚腹泻好了，又咳嗽很厉害，因为咳嗽不止又输了三天头孢。现在孩子咳嗽和腹泻都好了，但出现一个问题就是睡觉！很容易惊并且睡不踏实！基本上一晚上都在找奶！在腹泻和咳嗽之前小孩睡眠是很不错的。这是为什么啊？睡不好已经一周了（泪），我该怎么办？

案例2述：我家孩子现在马上就两周岁了，七八个月时不停地腹泻，也吃了不少思密达，到现在大便一直不正常，那个悔啊。

案例3述：我家连8mL的米糊都不行，我家要是吃个1mL左右大便都正常，我真的一点办法都没有了，试了好几次都不行，停了米糊大便就正常了。7个月的时候加辅食失败，喂母乳就一直每天拉5次大便我就断奶，喂深度水解奶粉后，大便就正常了，怀疑牛奶蛋白过敏。拉稀吃过思密达（蒙脱石散），4个月、7个月吃过两次，还吃过4次头孢，小时候吃过7天退黄药（评：普通奶粉和辅食没法接受应该是吃西药肠胃受伤导致的，基本上每个脾胃不好的小孩都有拉稀误用西药的历史，1岁以内的受影响最大）。

某中医述："昨天吃完中饭突然走路就走不稳了，今天吃完晚饭就突然双眼上眼皮肿了。怪病吧，根据《内经》，都指向脾的问题，仔细问，前些天（误用）吃蒙脱石散等，这几天多天大便拉不出，一岁小儿。

某中医述：六个多月的小朋友，鼻塞似有痰，不思饮食，头上汗出而冷，拉肚子四天。家长说给了止泻药是不拉了，但其余症状仍在。一猜就是用了思密达、蒙脱石之类，问了果然是，这就是受凉导致的一系列症状。

关于益生菌

相对来说与止泻药相比，可以起到一定的辅助作用，但不一定能够根据病因来处理。临床有大量的案例发现，吃益生菌可以暂时缓解问题，但停吃之后病情就会反复。

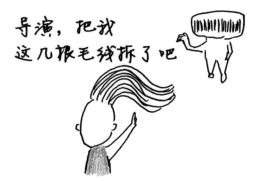

小儿咳嗽怎么办

好像因为这几年的湿气很重，孩子们很容易出现咳嗽的情况，无论是积食还是着凉引发，有时候处理得不得当，用药没有什么效果，止住咳嗽之后，没过一两天又开始反复，就这样持续几个月甚至半年。我们很容易将咳嗽联想成久咳，也很容易把久咳和电视剧中的肺痨等结合在一起，而也有很多电视剧里会把人咳嗽的镜头配上很凄凉的音乐。

如果有的时候想要假装自己生病，好像只有咳嗽最好假装。如果有的时候想要假装自己病得很严重，也只有咳嗽最适合。

所以咳嗽在很多人眼里不好治疗，一提到咳嗽，就觉得好像这个人非常的虚弱。

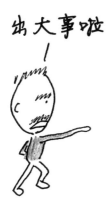
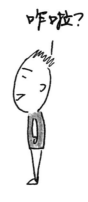

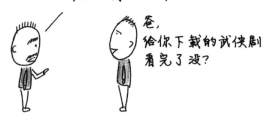

而实际上，在我们接触到的很多案例中，是很多久咳，都是错误止咳的一个结果。

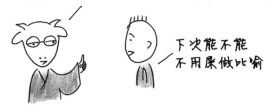

也就是说，一方面止咳，一方面身体需要排痰。止住咳嗽没几天，身体又开始想要排痰，身体和药物作用开始一种拉扯的持久战。

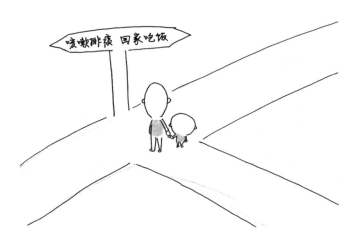

如果没有搞清楚咳嗽背后的病机，那么止咳将注定会是一场远行。一开始就走错了方向，越走越远。

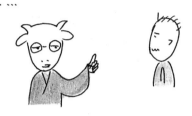

又是什么让我们走错方向呢。

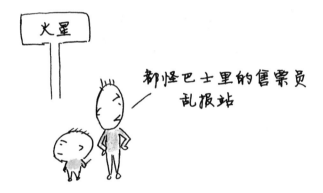

生活中有许多报错站名的报站员，都会让我们距离我们的方向越走越远，看看错误的信息都有哪些？

咳嗽减轻，就代表咳嗽好了？

小儿咳嗽老不好，多半是肺热？

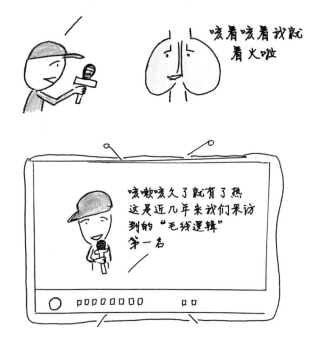

采访一下，这位先生是如何自燃的？

咳着咳着就就着火啦

咳嗽咳久了就有了热 这是近几年来我们采访到的"毛线逻辑"第一名

咳嗽有肺热的可能性，但我们看到的久咳病案之中，纯热症的几乎没有见到过，大多是寒热夹杂，或者就是寒症。

肺热咳喘颗粒解决的是热症，并且这个热必须是实热，比如伴随有黄痰、舌红、嘴巴红、大便恶臭等诸多热症的佐证才能使用。

但为什么这个药可以止咳？

但是确实肺热咳喘颗粒可以止咳，肺热颗粒中的主要成分有金银花、连翘、知母、黄芩、板蓝根、鱼腥草、麦冬，几乎都是清热解毒的寒凉药物，寒凉药物在不对症的情况下可以抑止疾病的症状。简单地说，如果人体需要通过气血的亢奋和热能来与病邪交战的话，那么寒凉药物就像是给我们身体降温，给我们身体里正在对抗病邪的气血降温，这样会使我们失去战斗的能力。

这样的止咳一开始会有效果，然后过了几天后会反复。最讨厌的地方就是这个，我们在不知何去何从的时候它让你失望，但又总是重新给你"希望"。

所有的错误止咳过程都是如此。痰闭在肺里面，时间长了就会喘。

咳嗽了喝点川贝枇杷膏吧？冰糖雪梨、川贝雪梨。

川贝枇杷、冰糖雪梨、川贝雪梨，也都是属于寒性的食疗，也是使用在纯热咳嗽、燥咳的治疗上。如果是寒咳，或者痰湿咳嗽、积食咳嗽、风寒感冒咳嗽，就会用错了。

曾经罗大伦老师说过一个案例，一个成人喝川贝枇杷半年，好了又反复，反复了又喝，但还是继续咳嗽，没完没了。和肺热颗粒一样，如果没有任何热症就喝这个，不仅不会让咳嗽康复，长期喝还会降低脾胃的能力。脾胃为人的后天之本，脾胃变差，也是现代人亚健康、孩子亚健康的病机所在。

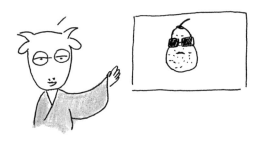

看上去很安全的食疗方，如果不对症，也会害人

那么止咳糖浆呢？

市面上大部分的中药止咳糖浆的成分主要还是照顾热咳、燥咳，

如急支糖浆：成分为鱼腥草、金荞麦、四季青、麻黄、紫菀、前胡、枳壳、甘草，看成分主要是有受寒和内热相伴的情况，也就是寒热夹杂的咳嗽，妈妈们没有学习进一步辨证的情况下就容易用错。

曾经看到一则新闻说一个人因为喝多了止咳糖浆被认为涉嫌吸毒，实际上是因为一些止咳糖浆中含有的可待因、麻黄碱，具有刺激中枢神经，达到镇痛镇静止咳的作用，长期饮用还容易上瘾，也会导致异常兴奋、情绪不稳定的情况。

还有强力止咳糖浆，肺××咳，也是药组成的方剂，容易用错。用错了会造成脾胃虚寒，脾胃虚寒孩子体质就会下降，容易积食，容易感冒等等。

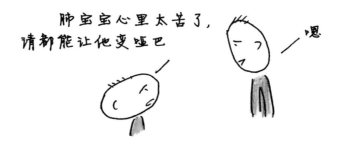

每一个咳喘孩子和过敏性咳嗽孩子的背后，都有着无数次的，以伤害脾胃代价的"强制静音止咳史"。

以下是在羊爸爸社区收集到的一些对止咳药物的反馈：

述1：小孩感冒咳嗽之后吃了肺××咳合剂，吃了三天没有大便，药停了之后开始拉肚子。（评论：应该是伤到脾胃了，孩子自己在想办法排寒）。

述2：我女儿以前咳嗽就是吃这个药，吃了不咳嗽了，但是有痰在里面呼噜呼噜地响着，怎么弄都不行。

述3：吃过很多止咳药，吃了咳嗽是不咳嗽了，但是开始痰喘了。

述4：我儿吃惨了的，结果整成过敏咳了……

述5：退烧之后吃了止咳药，吃了以后拉肚子流鼻涕（评论：这是正气足的孩子，可以自己想办法排寒，正气不足的孩子寒气就留在里面）。

述6：刚得知我侄子得了过敏性哮喘，为什么是过敏性？因为找不到病因。我曾预言他家孩子会得哮喘，不是我懂多少医，是他家对待感冒发烧的做法简直就是奔着哮喘去的。家里条件好，一病就"大医院名医好药"，一言难尽。

述7：我朋友的儿子持续咳嗽三个月了，之前看的中医说是肺热，药也吃了不见好，又看西医，西医说是过敏性咳嗽，开了药也吃了，现在不但没见好反而加重咳嗽了。他平常不运动的时候咳得很少，但一运动一跳就咳嗽很凶，一小时内有好几次。

述8：小时候从三个月开始咳嗽，一直看西医，几乎月月挂水，后来去儿童医院，说是变异性哮喘，吸激素一年七个月了，现在又得了滑膜炎，我好着急，怀疑和激素有关。

那么我们又为什么会咳嗽？

第一大原因是痰。

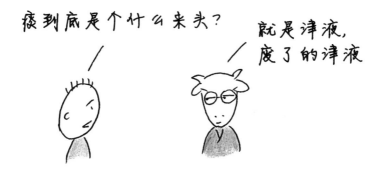

我们可以想象：

痰就是身体里洗去病菌后的肥皂水。

洗完了，要把肥皂水也洗干净，身体才会真正变干净。

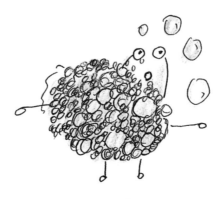

泡沫痰君

当肺部的痰产生，身体会自主地启动咳嗽的机制通过咳嗽的动作将痰吐出去或者咽下，来保证肺部的干净。

第二大原因是气逆：如受寒的咳嗽，就是因为人体受到风寒邪气的侵袭，人体的皮肤毛孔会关闭。正常情况下的皮肤会通过呼吸来保证体内的气压，这个时候人体毛孔无法与外界空气和氧气进行交换，人体内气压失衡，就需要通过咳嗽来替代这个皮肤呼吸的动作。

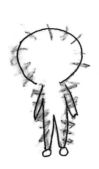
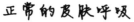
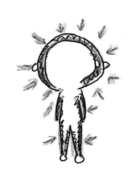

正常的皮肤呼吸　　　受寒后毛孔关闭

如积食咳嗽，胃肠道由于"垃圾"的发酵产生内热，就像胃肠道有一个正在烧开水的水壶，当大量的热蒸汽被动地蒸发到人体的肺部，肺部就需要通过咳嗽来保证人体气压的平衡，来完成内外气体的交换。

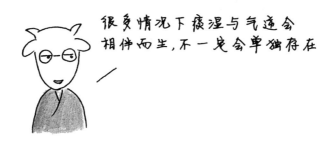

很多情况下痰湿与气逆会相伴而生，不一定会单独存在

咳嗽会不会咳成"肺炎""支气管炎"？

不一定。

当肺部有很多痰的情况下去做西医的拍片诊断，就会看到肺部的阴影，这种阴影会让很多医生误判为肺炎。

而实际上肺炎的判断有更多的标准。中医认为肺炎需要具备如气喘如牛，面色发青，可能伴随受寒症状如发烧、鼻涕等情况。但无论是肺炎还是支气管炎，从中医角度来看，这"炎症"都是一种良性的正邪斗争的结果，也是自身正气作用的一种表现。无论是肺炎还是支气管炎，是西医的病名，其实说白了就是感冒的一种表现，不必过于紧张，通过辨证、中药、中成药、推拿都有无数治愈的案例。治疗病程也可能是比较短的，而且比起打针来说，还不损伤脾胃。

感冒如果是人体的正气去打仗的过程，那么感冒和发炎症状就像是人体正气去打仗时随身携带的一支枪和一把军刀——都是我们用来抗病的武器。

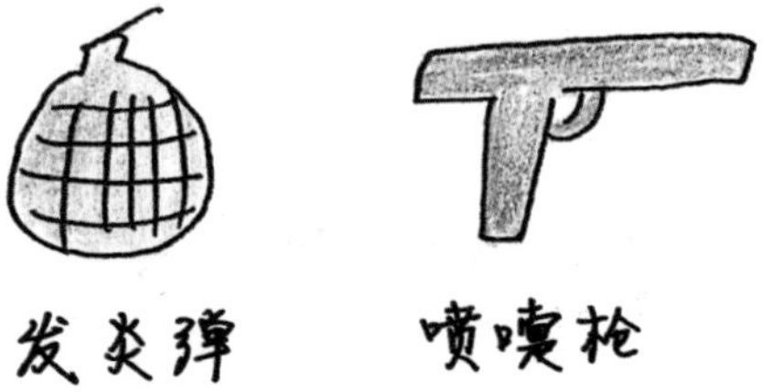
发炎弹
喷嚏枪

治疗之后咳嗽加重，肯定是医生开的药不靠谱？或者吃的药不对？

不一定。

很多病案在对症治疗后咳嗽会加重，这很可能是因为身体调动了更多的正气要将陈年的老痰排出来，所以如果服药后咳嗽加重不一定是错误的治疗方向。如果能够观察到虽然咳嗽多了，但是食欲精神大便等有好转，那就可以认为是正确的处理了。

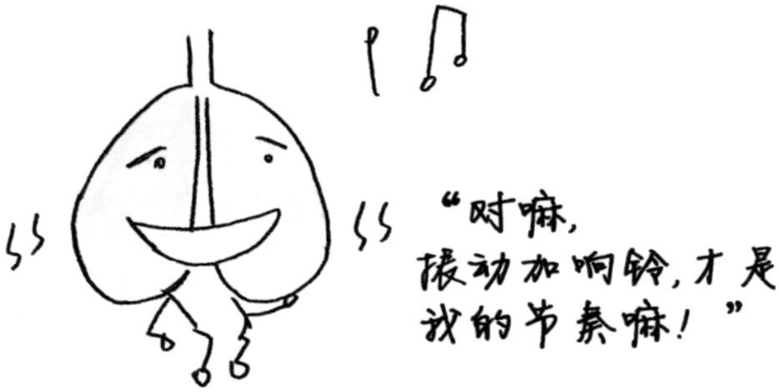
“对嘛，
振动加响铃，才是
我的节奏嘛！”

咳嗽后呕吐，怎么处理？

思路是要去找到呕吐背后的原因，有的是积食产生的咳嗽和呕吐，也有的是由痰饮过多产生的里虚寒呕吐。同样，可以把呕吐作为痰湿咳嗽或者积食咳嗽的一个证据来做思考归类。

怎么知道哪些止咳偏方靠谱？

需要辨证。

所谓偏方极有可能会把人带去错误的方向，因为偏方往往都是万人一方，不辨证每个人的具体情况。也有人通过偏方治愈的，但是需要冒"碰运气"的风险。

孩子夜里咳嗽，老是睡不安稳怎么办？

如果是积食引发的咳嗽，积食本身也会导致睡不安稳。伴随里虚寒的感冒咳嗽也会睡不安稳，作为咳嗽的伴随症状是正常的，只要解决背后的病因，睡眠自然会好。

什么情况可以用"搓背"帮助排痰？

绝大多数咳嗽有痰，或者干咳，痰咳不出来的情况都可以用搓背的方法帮助排痰。横搓竖搓都可以，目的是把背部搓红搓热就可以，搓了之后发现咳嗽加剧，就代表你已经帮上他的忙了。

懒得搓背的家长可以参考以下方法：
第一步是找一堵墙，最好是那种比较毛糙的砖墙。
第二步是脱掉外套。然后……

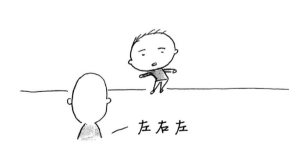

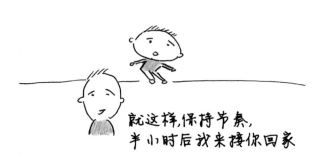

就这样,保持节奏,半小时后我来接你回家

重点来了:如何辨证处理各类咳嗽?

先记住处理准则:去除咳嗽背后的原因而非咳嗽症状本身。

受寒咳嗽:常常伴随有清鼻涕、喷嚏、鼻塞、舌苔白、高烧等感冒症状。

处理方向是:驱寒发汗。推荐的中成药是通宣理肺丸。通宣理肺丸我们可以看看,它的成分是紫苏、前胡、桔梗、苦杏仁、麻黄、陈皮、制半夏、茯苓、枳壳、黄芩、甘草。从成分上分析,主要是照顾受寒感冒,伴随的痰湿的咳嗽。

食疗的方法如生姜红糖水、葱白淡豆豉陈皮汤。外治法推荐艾叶泡脚(泡至微汗),艾灸大椎和肺腧(5 ～ 10 分钟,每日三四次)。当寒邪通过汗液排除,毛孔恢复呼吸,人体内气压回到平衡,受寒时产生的痰完全排出体外后,咳嗽自然就没有了。

积食咳嗽:由于吃的食物超过了自身当下的消化能力,食物在胃肠道发酵产生了内热,热气向上熏蒸到肺部,产生了咳嗽。可能伴随的症状是,舌苔白厚,黄厚,口臭,大便忽然变黑变臭变硬,甚至便秘。睡觉忽然趴着睡或跪着睡,或者乱翻。手心烫,食欲不好,口臭,比较烦躁等等症状。

处理方向是：消食化积。

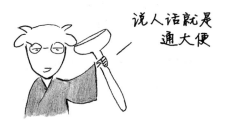

说人话就是通大便

如一开始咳嗽的时候如果马上通过调整饮食，如只吃一点简单的稀饭、萝卜、白菜，也会自愈。如果要使用中成药，推荐的是保和颗粒。外治法推荐如推拿下七节骨通便，运八卦，清大肠，蜜煎导。目标是肠胃"垃圾"能够排干净，肠胃向肺部熏蒸的内热消失，咳嗽自然会好。

痰湿咳嗽：舌苔会偏白腻，会有白痰，会比较黏，有明显的痰音。

处理思路是：化湿和中。推荐的中成药是藿香正气液（无酒精），或二陈丸。这类咳嗽可能会常常与积食或受寒同时存在，如果痰湿明显的情况下，需要一起处理。如积食＋痰湿咳嗽，推荐使用保和丸与藿香正气液。

燥咳：干咳无痰的情况，如果排除积食、受寒、痰湿，又伴随舌质红、舌苔黄的情况，并伴随"非积食"引发的热症，比如嗓子红肿等，就可以判断为燥咳。

处理的思路是养阴清肺，推荐的中成药是养阴清肺颗粒。

肺先生咳嗽就是有话要说，直接把他关静音，把耳朵关掉都不太道义。这就犹如一个孩子哭个不停，你用胶布贴住他的嘴。

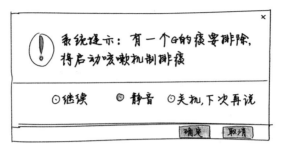

治疗咳嗽
拒绝让咳嗽"静音或关机"
让肺咳个痛快

如何看待过敏

过敏是一个什么过程？

现代医学的解释：过敏是一种免疫过度的反应。

过敏是一种对不危害大部分人的物质的强烈排斥反应，这种物质被称为过敏原。过敏症患儿的免疫系统对过敏原反应过度，将过敏原视为了侵入病菌，从而导致轻微不适、严重疼痛等病症。

从中医来看就是那句话：

在接触到过敏的食物，或者处在一定的环境下（尘螨、化学气体中、化学），这些食物或气体会进入人体的血液系统中，当人体无法通过正常渠道去代谢这些物质的时候，人体的正气开始作用，通过鼻涕、喷嚏、咳嗽、疹子等形式，把身体里的这些物质所产生的"垃圾"排泄出去。从西医的角度来讲，就是人的免疫功能在作用了。

所谓：邪之所凑，其气必虚。

意思就是身体里的"垃圾"多了，身体的功能就会发生障碍，本来能消化的消化不了，本来能代谢的代谢不了。

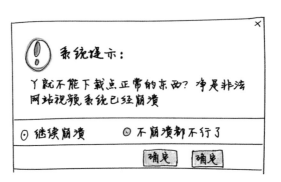

中医羊长青老师在《我们一直在被过敏》一文中写道：因为人体的正气弱了，不足了，才会让邪气存在，所以我们机体会调动正气去抗邪去调整，这就会出现各种病理症状，就会出现这种过度反应。但从整体来看，我们依然是正气偏弱的。也就是我们的自愈和自我调节能力有限，但又没有完全衰弱，所以这种自我调节就会反复发作，以达到自愈为止。

我们所经历过的鼻炎、过敏性咳嗽、湿疹、皮炎等等，都是如此反复发作的。

那么是谁让我们过敏了？是牛奶？是花粉？

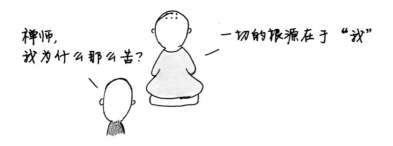

食物，衣物，广泛地使用新的物质，如人工制品、化学制品等非自然的东西，超过了人体本身的消化和代谢能力而产生了积滞和功能障碍。此外越来越多的孩子用奶粉或牛奶代替了母乳，孩子对牛奶或

奶粉的消化代谢能力并不一致，无法代谢牛奶的孩子，就会在体内存积一些无法代谢的"垃圾"，如寒、湿、痰之类的邪气，就成为一个容易产生过敏性疾病的隐患。

过度的卫生，或缺乏对植物、动物和自然的接触，会让身体机能缺乏锻炼而引发功能障碍。身体可能会因为不认识、不熟悉某些物质，产生一些过敏的排异反应。

而更重要的是常见病的错误治疗。如以往我们提到过的不恰当的退烧、不恰当的止咳、不恰当的止泻，不经辨证的情况下滥用寒凉药物，对脾胃虚寒埋下的伏笔。

如抗生素的滥用。抗生素的药理是在消灭人体细菌获得暂时的身体环境的清洁，不过在消灭有害细菌的同时也会误伤许多有益维持生命正常运转的细菌，会使得身体环境处在相对不平衡的菌群状态里，我们会发现使用抗生素的点滴或者药物之后，身体会出现许多不适的症状，如腹泻、肠胃不适，细心的话还会注意到自己会对某些食物或者物质忽然开始过敏，比如会产生恶心，或者会使得之前的病情反复……

而中医的角度来看，抗生素是一种寒凉的药物，在不是实热病的情况下，使用抗生素会损伤脾胃的功能。由于抗生素是寒凉的药物，所以如果是寒症使用抗生素则只能处理一时的病症，具体的体内环境是否平衡了吗？我们在许多病案中得到的答案几乎都是否定的。

我们都知道寒者温（热）之，热者寒之。本来人体需要通过流鼻涕、发烧、咳嗽来排寒，但是用寒凉去解决，就相当于是加大了病邪的数量，让自身的抵抗力退兵。

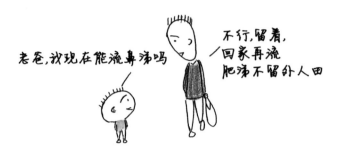

流鼻涕、咳嗽、发烧的动作没有了。邪气呢？却还留在身体里。

输液是一个很好的发明，但对于寒症为主的病情却不是个好的选择，尤其是脏腑非常娇嫩的孩子，孩子们的阳气就像是小火苗，是很容易被浇灭的。而输液的冰凉液体，我们可以感觉它们流经我们的身体的时候我们的身体会发冷，就像是我们受寒的时候去冲冷水澡的道理一样，也是加大了邪气的数量，让我们的身体的抵抗力部队撤兵。并且，会导致过多的寒湿存滞在体内，如果超过身体的正常代谢负荷，身体想要继续排邪，就会反复地反抗，反复地生病。

有的孩子误输液之后会一直拉稀。
有的孩子误输液之后会一直咳嗽。

你的帮倒忙，将孩子推向过敏。

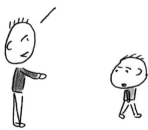

还有错误的治疗方向：如常见的受寒感冒，我们将发烧或者单独的咽喉发炎作为风热感冒的证据，在没有整体辨证的情况下选择了寒凉药，比如蒲地蓝、清热解毒口服液，与使用抗生素一样，寒凉药会让孩子们的症状消失，但寒湿还滞留在身体里。

反复多次后，身体内环境变差，体质走向虚寒，就会出现过敏。

还有就是过度的养护：给孩子吃的食物超过孩子本身的消化能力，如每天都要吃肉蛋零食，如每天必须吃半斤水果，每天必须喝半斤奶，等等。消化能力不足以消化这些食物时，孩子就会积食，出现食欲不好、睡眠不好、大便不好的情况，去检查可能会发现缺锌、缺钙、贫血等等。妈妈们不知道情况，以为孩子营养不够，继续添加高蛋白的食物，反复积食。如果积食发烧、积食咳嗽、积食腹泻时又有不恰当的治疗，则会进一步伤害脾胃的能力，越吃越不消化，吃得越好越容易生病……阻碍身体运转的"垃圾"越来越多……产生过敏。

还有就是穿多了，或者受风，反复感冒，这种反复的感冒会削弱人体的自我保护能力。缺乏运动，或晚间运动量过大，晚睡，沉溺电子产品，还有孩子长期的焦虑，不良的负面情绪，都会导致身体素质的下降，也会产生过敏。

寒湿的食物和环境会导致过敏加重

是的，已经有过敏问题的，如果吃了寒凉食物，比如吃了海鲜，或者猕猴桃之类的大寒水果，过敏的症状会加重；又或受到寒邪，湿邪的侵扰，过敏就会加重。而从一定意义上来讲：过敏本身表示着背后有虚寒（或寒湿）的情况，而身体本身去处理更多寒湿的能力是不足的。

过敏源是不能改变的吗？

举个例子：

例如积食感冒时身体会出现一些疑似过敏的症状：比如不能更好地消化平常吃的食物，如高蛋白食物，可能会引发更严重的便秘，或者红疹，或者流鼻涕，咳嗽加重，等等。如果这个时候去查过敏源，一定会发现自己对很多食物过敏。

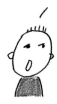
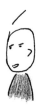

这可咋办啊？

好办，终生服用抗过敏药，或者和羊爸绝交

而实际上，当你处理好这次积食感冒，再去检测过敏源，就会发现那些过敏源消失了。当人体恢复到一个正常的运转状态的时候，我们也就不会过敏了。

所以对于很多过敏性疾病来说，也不是终身制的。

抗过敏的药物比较像安慰剂吧。

抗过敏（脱敏）药物的障眼法。

抗过敏药物中含有抑止身体神经反应的成分。如果说一次感冒必须要通过喷嚏、鼻涕或者咳痰的过程，来完成这个感冒的排寒和排毒的过程的话（当然在中医的帮助下也可以是通过发汗或者排泄来完成"垃圾"的排放），那么抗过敏的药物通过抑制本能而产生的喷嚏、鼻涕、咳嗽这个过程，很像是某种魔术。

如果身体的正气很足，在接下来的时间里，我们也许会通过其他的方式继续把邪气排出，比如在非常短暂的一段时间拉肚子，出现短暂剧烈的咳嗽，等等。但是如果正气不太足，则可能表现出来的就是，继续感冒，或者继续咳嗽、继续发荨麻疹，等等。

这只是一个安慰我们的障眼法。

脱敏药物的长期使用会让你忽视身体背后真正的问题。如果有寒，寒气没有及时排除，就会停留在体内，脾胃会进一步受到伤害。

把家里弄得异常干净，就会杜绝过敏原吗？

有的孩子在春天对花粉过敏，对柳絮过敏，家长就不让孩子出门。这个过程比较像是一艘行驶的船漏水了，我们只是不断把水往外面舀，但我们却永远看不到是哪里漏水了。我们无法停止舀水，却也无法解决那个洞。

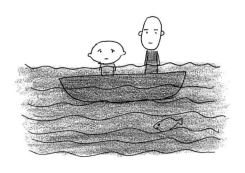

这会让我们陷入一个无法正常生活，却一直要舀水出去的怪圈里。而另一方面，孩子需要和大自然接触，通过土木之气来滋养身体。

我们的确是需要主动去解决问题，在自己的身体上下功夫了。

一旦患上过敏就无法治愈？只能回避过敏源？

并非如此，对于中医来说，过敏是完全可以被根治的。

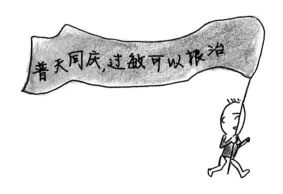

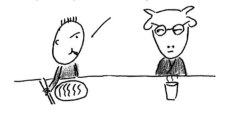

有没有快速脱敏偏方？

没有。过敏反应的是一个人的整体体质处在相对低的一个状态中，造成过敏的原因也并非一蹴而就。调理和治疗的过程也一定是一个比较漫长的过程，其中可能会经历很多次"排病"的现象最终达到脾胃恢复和完全脱敏。

所谓，过敏非一日之"寒"。

此行十万八千里,就是来向道长讨教"过敏之法"

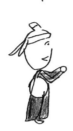
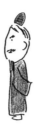

送你这颗"过敏丹",此乃99种大寒之物
99种动物油,炼制九九八十一天而成
吃下后感冒七七四十九次,
忌食七七四十九次,方得
"过敏之身"

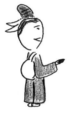

寒凉中药可以治愈过敏吗?

　　几乎不可能。

那两个合起吃不就可以又扶正不祛邪?

同样需要辨证,
中药的配任不是简单的
加减法

　　寒凉的中药更多地会让身体的气血运转速度降低,在对待"过敏物质"的时候不能迅速起过敏反应,这个和抗过敏药物的原理类似。

玉屏风散可以治疗过敏吗？

需要辨证：玉屏风散是以扶正气为主要目标的配伍中成药。如果个体的情况是邪气较多，那么吃玉屏风散更多地会让邪气禁锢在体内而造成反效果。

辛芩颗粒可以治疗鼻炎吗？

也需要辨证：辛芩颗粒主要是以去除寒邪为主要目标配伍的中成药，很多孩子出现经常感冒的情况，不一定是身体体质弱，也有可能是寒邪过多造成的。是正气不足，还是邪气过多，这个需要具体的辨证。吃这个药可能会出现的是，吃了以后有效，但往往还是不能解决根本问题。

具体是不是可以两种合起来吃，需要让医生来辨证个人的情况，看是否适合。

羊爸爸丛书

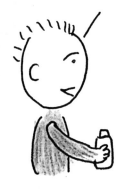
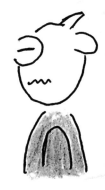

中医育儿的日常

靠谱的吃喝

据父辈们回忆，他们小时候主要是吃红薯，连面粉都很少，因为种的麦子要缴公粮，实在吃腻了也还是要吃，因为没有别的东西，肚子里除了红薯什么都没有，地里也没有菜。中医认为五谷为养五蔬为充，人在吃一种东西的时候即便吃到撑，也还是会有一种饥饿的感觉，因为身体想要得到的营养得不到，大脑就会发出信号说，给我点别的东西吃吧。同村的孩子有饿到皮包骨头的，现在看来可能就是疳积的一种，还有饿死的，还有因为实在养不活把孩子送人的。过了好多年，生活条件稍微好了一点以后偶尔在过年的时候可以吃到一点那种叫作"蓼化糖"和水晶饼的东西，在我看来这么甜到想吐的东西，对于他来说现在还无法割舍。能够想象，饿肚子的孩子是因为肠胃极其需要甜的东西来滋养脾胃（甜入脾胃），那种对饱足的渴望，对甜蜜生活的渴望。所以对于一个曾经经历过温饱苦难折磨的民族来说，下一代的温饱也显得尤为重要。现在已经做了爷爷奶奶、姥姥姥爷的一代长辈，在喂孩子的时候喂的都是对未来的希望，喂的都是与苦难的告别，喂的都是让孩子们能够好好地活下去，那个背后的心理语言都是在说："看，我们现在有吃的了。"

是的，我们要和苦难告别，彻彻底底地告别。

那么对于现代人来说：现在都提倡科学均衡饮食了，所以，对于有高学历知识储备的家庭来说，严格按照"均衡饮食"的标准才吃，尤其是对于家里有一个正在生长发育的孩子，并会希望食物给孩子带去身体、智商、才能，乃至是学业、事业的发展基础。而且吃，是一大乐事，美味进入我们嘴巴的瞬间我们会产生很多的幸福感。

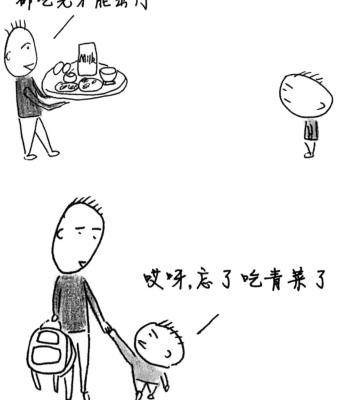

鸡蛋、米饭、牛奶、水果、红烧肉、青菜都吃完才能出门

哎呀，忘了吃青菜了

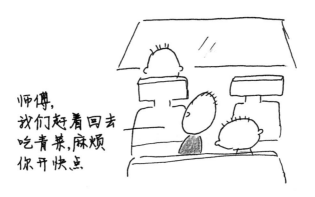

以上的饮食标准是我们经常能够了解到的营养学的一个标准。谷物、蛋白质、蔬菜纤维、水果平均地占据在我们的食谱中，如果说人体吃进去的营养和健康成正比，但是好像现在的孩子因为这样的饮食不吃饭的越来越多，长得不结实的越来越多，当然经常生病的也越来越多了。

这不禁要引起我们的思考。
这么丰盛的营养物质难道还无法满足我们的营养需要吗？
我们补充营养只需吃进去不用管别的？

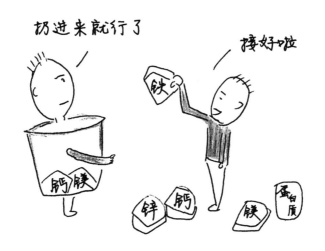

我们在摄入的时候往往忽略了每个人对每种食物的吸收程度不同，忽略了每一个个体的身体真正需要的是什么，真正需要的是多少。

而在科学界，科学家们在不同的个体身上得出的营养被吸收转化的数据也不一致。

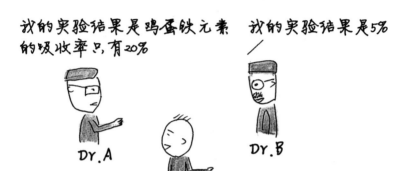

中医认为，人是一个非常智能和复杂的计算机，拥有高级的转化和运算系统。

营养是否充足，重点取决于：

能够被吸收的营养和能够消化吸收代谢所摄入食物的脾胃功能，简单地来说就是你吃进去的东西必须是可以被自己消化吸收的。

这种消化吸收能力每个人略有不同，每个时期也略有不同。一般来说脾胃的消化能力会随着年纪的增长和成长，那自然是小的时候会弱一些，小时候就需要吃一些好消化的。当然也有因为其他原因我们看到一个成年人的消化能力不如一个小孩，也是很常见的。消化吸收能力取决于气血流畅度、睡眠的质量、情绪的压力、运动的强度，是否生病了，是否感染了病邪，等等。

而要管理好以上所提到的这些项目，就可以称为"靠谱的喂养"。

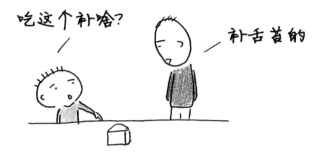

通常我们判断自己吃下去的食物是否超过了自身的消化能力，往往可以从舌苔做一个简单的判断。

因为胃肠道的"垃圾"在无法代谢的时候会在胃肠道堵起来，身体也会感知到一些不舒服。首先就是大便会变硬变臭，接着舌苔会变厚。看舌苔是全息原理，意思是通过舌苔可以看到人体内部的一些情况，如果舌苔很厚，那么就可以想象人体内部有很多的"垃圾"，积食是"垃圾"的其中一种。

积食会让孩子的胃肠道有一定的积滞，这种积滞发酵后会产生内热。这种内热会导致一系列的问题，如果内热熏蒸到上面就会咳嗽、发烧，还会引起常见的炎症，比如咽喉发炎、中耳炎、疱疹性咽颊炎，当然，也会更容易感冒。我们接触到众多案例中，大约有一半以上的问题来自于喂养，或者是积食。

喂养需要看时机而调整

健康正常的状态，除了没有明显的疾病，更多的是生理功能是否能够达到正常的水准。我们需要通过观察吃（食欲的变化）、喝（喝水量的变化，冷热的要求变化）、拉（大便的量的变化，性质气味的变化）、撒（小便频率的变化，气味的变化）、睡（睡眠质量，睡眠的姿势变化，睡眠过程发生的磨牙，呼噜等）、舌头（舌苔变化）、情志（情绪是否更烦躁，容易哭闹），等等，就可以大约知道孩子的身体状态是否相对健康。

总地来说，看这些看的就是身体的气血水平是不是正常。

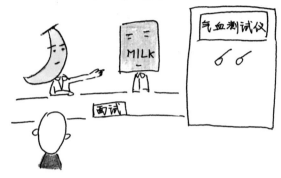

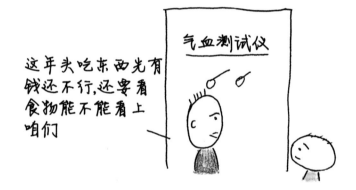

正常健康标准如下：

饥饱：

会知道饿了，吃到什么程度就知道吃饱了停止进食。如果明显没有食欲或者吃了很多还会一直吃，都是不正常的。

大小便：

偏黄成条的软便，不黑，不绿，不白，靠近才能闻到臭，淡黄色的小便。

饮水：

一天中会有口渴的感觉，如果身体有热症的时候会更喜欢凉水，如果身体比较虚寒的时候会更喜欢热一点的水，不过"一直要喝水"和"不想喝水"都是不正常的。

情绪：

根据每个孩子性格的不同，喜怒哀乐会随着事件的发生而发生，一直生气和一直悲伤一直沉默，活动量低，做噩梦，都是不正常的。或者为平时不会生气的事情而生气，为平时不会悲伤的事情悲伤，都可以视为不正常。

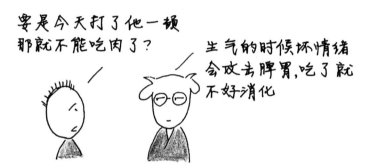

睡觉：

安稳，一觉天亮。如果翻身或夜醒，或磨牙，或做噩梦，或难以入睡，或打呼噜，肚子咕咕叫，多为肠胃问题。

温度：

头凉脚热。睡觉以后去摸额头、太阳穴、脸颊的温度都应该是一样的。

舌苔：

淡红舌，薄白苔。

性反应：

男宝宝晨起一柱擎天。女孩子月经应该在 12 岁前后，不应太早。

消化能力有几分，就喂几分食物。

通常来说，寒凉性质的，如海鲜、牛奶、蛋类，还有生冷的，如水果，尤其寒性的西瓜、猕猴桃、香蕉，在胃肠道消化的时候，由于寒凉生冷的特性需要消化它们的热能会较高，对脾胃能力有较高的要求。而甜腻的，元宵、月饼、含有添加剂的零食、油腻的肉类、鸡肉鸭肉猪肉等，由于质地的特殊，在胃肠道分解吸收上对脾胃能力有较高的要求。

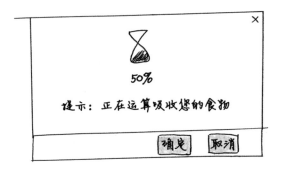

但也不用特别担心，可以去尝试，尝试的过程中去观察大便睡眠舌苔的变化并及时调整就可以。

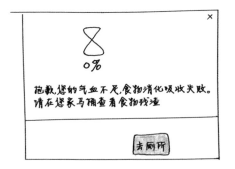

及时调整的好处是让身体里的积滞有所排放，这种"垃圾"的排泄对于身体的通常度和预防各类疾病有非常大的助力。如果没有及时发现而调整饮食的话则可能：

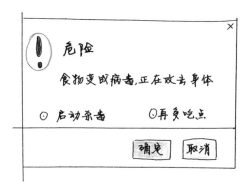

喂养要区别对待体质与年龄：

不同年龄段的脾胃功能也是不一样的，不同孩子在同一年龄段的脾胃功能也是不一样的，这都需要通过观察孩子对食物的反馈——"大便""睡眠""舌苔"来判断孩子是否可以承受当下喂养的食物。

三岁以下的孩子正处在脾胃发育的高速阶段，一定程度的"微量元素"缺乏，一定程度上的"无法消化吸收食物"缺乏也可以视为是正常的发育过程。

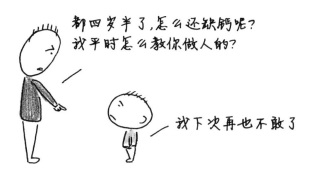

粮食吃够的孩子都可以长得很好。

在健康正常情况下要以"五谷为养、五畜为益、五果为助、五菜为充"的原则来摄取食物。其中五谷为养的意思是人需要谷物的来补充精血，而精血是人体里最重要的东西，是最重要的部分。而五畜、五果、五菜给人带来的是一种"次要"的补充，能消化的情况下都可以吃。

食物中偏性弱的"老好人"都是可以长期食用。

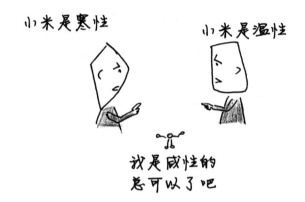

网络上对某种食物性味的争议较大的食物，往往食物偏性非常小，又好消化，比如大米、小米、面食，都可以长期吃。

食物都有寒热温凉的，有酸甜苦辣辛的不同性味。正常健康的状态下，需要均衡搭配寒热温凉、酸甜苦辣辛来调整人体的偏性。而如果身体体质是虚寒或者湿热，则需要按照情况的增减那方面的食物。

下面是一个食物的五色、五味与五脏关系的图：

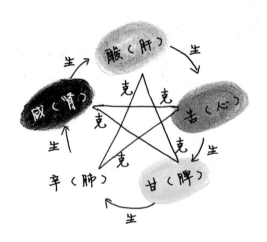

能有效抵挡疾病的最牛逼喂养方式：反馈式喂养

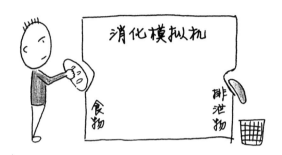

　　如果昨天吃下的东西，当晚的睡眠变得不好，趴着睡，一直翻，第二天变硬变黑变臭，而且也不准时，再看看舌苔有一点偏厚了，那极有可能是吃得不消化了，昨天吃的东西那就需要调整减量，或者暂停这种可疑的食物。当然，每天的状态可能会不太一样，也需要随机应变。

大便君,我今天能吃鸡蛋吗?

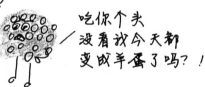

吃你个头
没看我今天都
变成羊蛋了吗?!

担心吃了不消化怎么办?

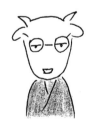

慢慢喂,
觉得大便睡眠不好
马上停

孩子是否要长期吃素？

每个孩子的情况不一样，我们见过无肉不欢的却一样很健康的家庭，也见过全家都吃素，小孩也跟着长期吃素的却一样可以健康的家庭。孩子的不同体质，以及遗传，包括妈妈孕期的饮食习惯，可能会有不同的需求。有的孩子吃肉比较多的，如果身体不好，可以吃素调整一段时间。但是如果平时吃肉很多，也没造成很大的身体的状况，如果忽然改变饮食结构吃全素，也有可能出现身体不适应的状况。加上家庭中的饮食习惯带来的焦虑，妈妈们会总是担心不够营养，那么这种情绪对于孩子也没有好处。无论是吃素还是吃杂食，都是要以能够消化作为前提。当然如果在病期和亚健康期间配合吃素会因为减轻脾胃负担大大缩短病程，这也是作为中医育儿传播中的一个非常重要建议。

孩子知道自己想不想喝水，不渴就不喝

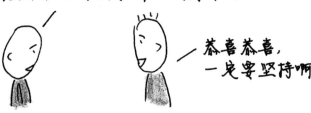

人体的水并非是我们想象的喝进去就能够马上被补充。人体的水，是以血液和组织液（津液）的方式存在于体内的，从水变成为组织液也需要一个转化过程。

如果你喝的是一杯 20 度的水，先由人体胃部气血将水加热，

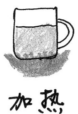

加热

然后由脾胃将水分解为可以被利用的"分子"形式，接着输送到各个器官，最后转化为身体中的津液（组织液）、血液，包括鼻涕、痰、尿液等。

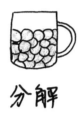

分解

输送

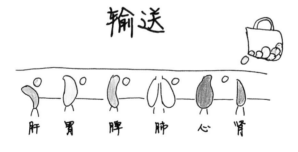

肝　胃　脾　肺　心　肾

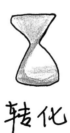

转化

当人不需要喝水也就是不想喝水的时候可能出现的情况是：

加热不给力——无法分解转化

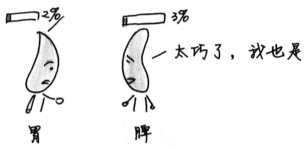

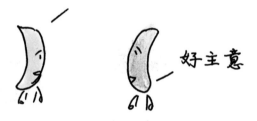

瘀积在体内成为废水——引发头晕、恶心、水肿、痰饮、积液等等，所以为了保证所谓的喝水量而给孩子喝糖水、饮料、奶制品会掩盖孩子对喝水的真实需求。

放弃零食

很多孩子都有吃零食容易积食的问题，也有的孩子只吃零食不吃饭。

由于零食在制作、生产、销售过程中，为了保证食物的可食用度，保证能够长时间的保存，会使用添加剂。如果添加剂能够保持食物不被空气与氧气腐蚀，那么同理，添加剂也会让身体比较难地分解它们，消化吸收食物和完全代谢添加剂需要耗费更多的气血和热能。

此外，甜蜜素和色素让零食看起来好吃好看，会容易掩盖身体对食物的需求。

再唠叨一遍：寒凉食物需要的消化能力更高。

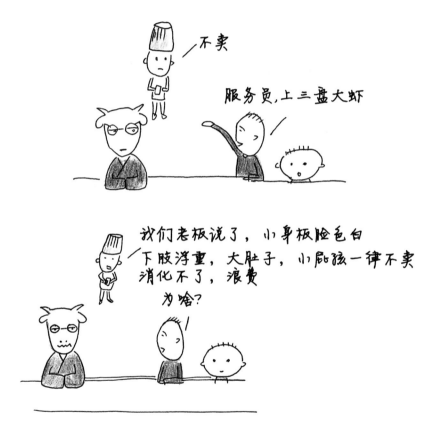

由于人的正常体温和偏性是相对温性的，而寒凉食物，如海鲜、寒性水果，给身体带来营养之前，需要先通过气血把自己"暖热"了，然后才能去分解和转化里面的营养物质。如果身体机能达不到那个"消化寒凉食物"的级别，不仅不能吸收营养，还会滞留在体内，形成"垃圾"，增加脾胃的负担。

补药和偏方可以吃？

需要辨证。如脾虚的孩子吃八珍糕大便会变好，但如果不确定是否是虚症的时候，吃了可能会出现反效果。同样，如鸽子蛋、羊奶、牛羊肉、海参、燕窝等，相对来说更不容易被消化吸收，所以经常会出现吃了以后就生病的情况。偏方也是一个道理，都需要辨证具体的情况才能吃。

现在你可知道喂养的黄金法则了？

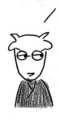

知道
让大便决定我们
吃什么！
让脾胃状态决定
我们吃什么

吃喝黄金法则关键词是：适合的、个性化的、接近原味的、接近自然的；尊重身体需求的，随当下状态的；以少为多的，以简为繁的。

靠谱的拉撒睡

前面说到了决定如何喂养的反馈标准取决于拉撒睡舌苔的情况，那么我们再一起来仔细分解一下拉撒睡。

靠谱的大便

靠谱的大便预示着孩子有相对充足的气血去供应身体的循环系统，能够合理地清理"垃圾"，保持身体的通畅，每天正常的大便是看一个小孩是不是健康的第一标准。

正常的大便是黄色（也或者接近黄色）。

胃肠道的组织液与酶将食物残渣混合形成黄色，正常的颜色代表人体的气血能力，胃肠道功能是正常运作的。如果颜色发白则会提示气血不足，发绿则可能提示的是有虚寒的情况，发黑则提示的是大便在肠道内停留了过久，且损耗了不必要的气血（具体是气血不足为主，还是积食为主引发的还需要进行辨证）。

软且成形

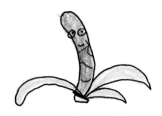

我的屁屁，像香蕉一样柔软

软的大便代表着大便在形成过程中，胃肠道的津液是充足的，没有损耗更多的气血。如不成形则提示的可能是体内的废水过多，或者胃肠功能出现障碍。

不干不黏不湿

冲马桶冲不干净就是湿黏，这里面说明了一个问题就是湿气很重，或者身体里有很多的废水，如痰饮等。

臭得很和谐

过分的臭味是由于大便在胃肠道堆积发酵过久产生的，如果大便过臭则提示的是吃的食物（过多、寒凉、过油、甜腻、湿等）超过了消化能力。

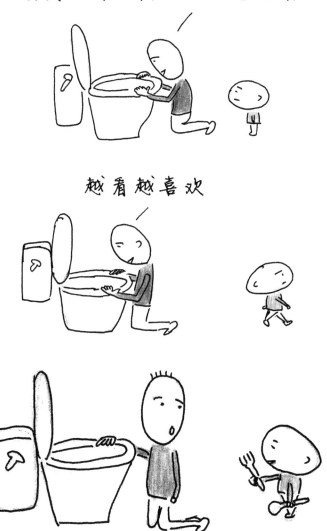

大便经常不靠谱，要反思吃喝

拉出好的大便是健康的一个基础保障，同时，如果大便经常的不健康，除了看医生之外，还要反思是不是喂得太多、太杂、太寒凉，太油腻、太甜腻、太多添加剂。每天记录吃喝拉撒睡，是很好的方式。

当然生病期间，或者在接受治疗（无论是错误方向的治疗，或者是正常方向的治疗）都有可能出现大便的变化，这样的变化可以辅佐判断病情的发展，我们可以再进一步学习这个判断的标准。

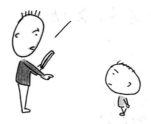

你这个月只交了20次大便
其中还有5次是羊屎蛋
这个月零食全部没收

以上说的是在平常的情况，如果是在生病期间，或者在接受治疗（无论是错误方向的治疗，或者是正常方向的治疗）都有可能出现大便的变化，这样的变化可以辅佐判断病情的发展，我们可以再进一步学习这个判断的标准。如错误的治疗历史和反复的错误喂养历史，又或者是先天体质带来的影响也可能会造成大便的问题，容易腹泻，或者长期的便秘，调整喂养可以帮助改善这样的情况。但大便本身是一个身体状况的综合体现，饮食对它的影响并不是唯一的。

要不要定时把屎？

有家长认为，定时去厕所大便，就如同每天早起运动、梳头，是一个很好的习惯。然而拉大便是身体的本能的需求，一般情况下，身体健康的孩子每天早上会主动排便。大便会让身体忍不住要去厕所，不需要主动的干预。

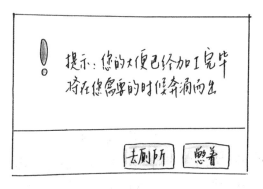

如果因为各方面原因导致无法自主的每天排便，首先要排除干扰大便规律的因素，如有身体的原因则需要治疗或调整饮食。

但如果因为定时地把屎不成功，反复尝试后，孩子与家长因此对拉大便产生焦虑，这种焦虑也会影响大便的顺利排出。

我妈现在
一见我就让我光拉屎
不拉她就哭

来我家住，
我家连厕所都没有

所以原则是：尽可能顺其自然地大便。

靠谱的小便

靠谱的小便淡黄。在喝水量相当的情况下，如果出现尿液较黄臭，则提示可能有热。体内对于津液的消耗量增加了，而如果出现小便清长，则可能是因为如身体对于水液的转化利用率下降了（正常的饮食和水的摄入会转化为津液，也就是脏腑之间的组织液、血液等等），如果需要判断疾病，可以作为当下虚寒的一种佐证。

孩子4、5岁了，晚上还要不要用尿不湿？

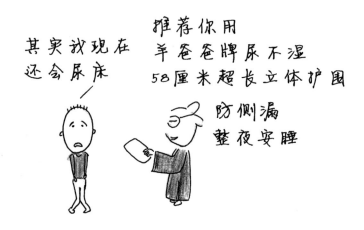

需要根据孩子的情况来做选择。正常健康的孩子3岁以后可以睡整觉，而且不会有夜尿，而体质虚寒的宝宝可能会有经常尿床的问题，或者孩子在生病期间会出现尿床。如果本来就已经睡不好，还要因为尿床问题需要换洗甚至为此着凉，这个时候我们必须要选择让孩子有个更好的睡眠。

根据季节与时段洗澡（游泳）

因为到了晚上是人的身体的阳气收敛，是防护力最弱的时候，阳气伏于内脏，体表缺少保护，所以如果晚上9点以后洗澡的话，尤其是秋冬季，湿气很容易进到体内，埋下疾病的种子。

冬天就像一天中的晚上，阳气一样处于收藏的阶段，如果天天洗澡会扰乱人在这个季节的身体气血平衡。此外，人体的体表会形成一层麸皮来保护体表，这是正常代谢物同时也是保护层，把它洗掉更容易感冒，消减外层抵抗力。

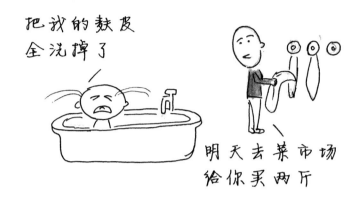

靠谱的睡眠

良好的睡眠能够提供给生长发育中的孩子最为基础的能量。中医认为睡觉可以解决很多问题，除了解决疲乏之外，很多常见病也都可以在睡眠中被逐渐修复，睡眠的过程中，气血会回流到胃肠道，这也可以利于更好地消化当日的饮食。

根据大自然的规律入睡

大自然的事物都有阴阳，人体的阴阳是顺应大自然的变化而变化的。中医认为9点以后自然与人体的阳都收敛了，都进入了阴上班的时间，而阴最好的工作方式就是休息，适时和足够的睡眠能够很好地修复身体功能。

人与人的命运有所不同
阴与阳就是个例子

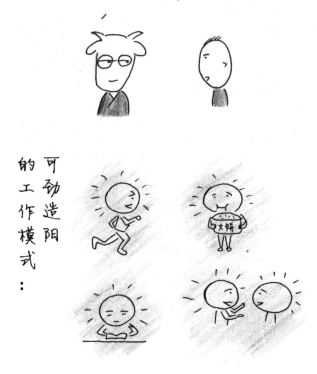

可劲造阳的工作模式：

阴的工作模式：插上电就行了

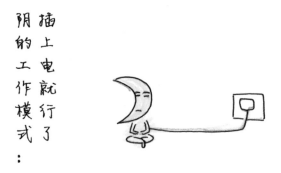

在快速生长发育中的孩子最理想的入睡时间是晚上 20-21 点，23 点就需要进入完全的深度睡眠状态。早上在 5-7 点之间自然地醒

来，中午能够在 11–13 点之间午睡一会儿，而长期不合时宜的睡眠与作息会因为"阴"的不足让孩子进入亚健康的身体模式。

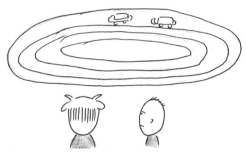

高质量的睡眠对于身体的重要性
就像跑车里的电瓶和汽油，车再好
没油没电都不行

当然，拥有高质量的睡眠也需要具备一些条件，我们常常会因为一些原因而失眠或者是睡得不好，可能是因为我们在白天的日常，尤其是睡前的活动干扰了阴的工作。比如我们会在睡前看很久的电视剧，或者手机，那入睡就会变得比较困难，这是因为我们的气血还高度集中在大脑中，还想着电视剧中的情节的时候，人会不容易入睡。

孩子能够有高质量且足够的睡眠的条件包括容易被消化的饮食，良好的情绪（不会过于兴奋，或烦躁，或不开心，或惊吓），舒适的室温与盖被，安静的睡觉氛围，等等。

入睡难提示的是什么？

如果不是因为玩得过于兴奋，或者白天有不好的经历（如对事物的恐惧）等，那么可能是因为吃得过多过饱，或者吃了比较多难消化的东西，导致身体告诉自己必须要一直处于工作状态才行。

根据妈妈和孩子的身心状况给予夜间哺乳

宝宝的夜奶有生理和心理的需求，需要我们去做鉴别。

母乳的宝宝的身心健康很大一部分来自于妈妈的身心健康。如妈妈的身体过于寒湿，或者妈妈吃得相对寒凉，或者油腻，则会令母乳较难消化，导致宝宝不舒服、打嗝、胀气、便秘等情况。而如果宝宝因为夜奶需求过多，让妈妈的睡眠质量变差，也会进而影响妈妈的母乳质量。与其说哺乳期的妈妈和宝宝身心健康相互交缠在一起，不如说妈妈和宝宝的身心健康是一个整体。

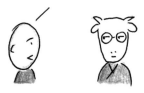

更方便的选择方法是，先保证妈妈自身的身心健康，则可以保证宝宝自身的身心健康，在保证妈妈身心健康的基础上选择是否可以继续夜奶。

妈妈和宝宝的身心健康关系能量供应图

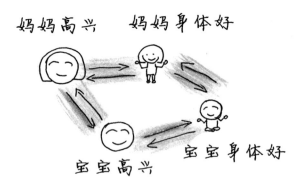

举个例子：

举个栗子　　　栗子还没熟呢

一个 7 个月大的宝宝，排除了身体状况，每天晚上有 2 ~ 3 次的夜奶，吃完奶之后马上就睡着。而妈妈身体状况相对较好，迷糊中喂奶并没有影响自己的睡眠，则这位妈妈就不需要刻意地断夜奶。

例 2：一个 1.5 岁的心理敏感期的宝宝，由于长期频繁的夜奶，导致妈妈睡眠不好，妈妈奶水质量下降。同时宝宝和妈妈在情感上相互依赖，但没有人帮助妈妈晚上照顾宝宝。则可以考虑，妈妈自己在不影响孩子心理健康的前提下，循序渐进地，用相对温和的方式来减少夜奶的频率。

趴睡跪睡乱翻身为何因？

通常来说趴睡是由于脾胃虚寒引发的一种本能的反应，腹部本能地希望找到更温暖的地方才能睡得更舒服。如果在生病期间，也可能出现趴睡的情况，可以作为辨证寒症的佐证。

跪睡则更多地提示的是肠胃有积滞，有气滞，通常可以作为辨证积食的佐证，需要立即调整喂养食物的数量、属性和频率。

乱翻身提示的是胃不和而卧不安，这里会分为里虚寒和肠胃积滞两种情况，需要具体辨证。

中医认为什么睡姿是比较健康的睡姿呢？

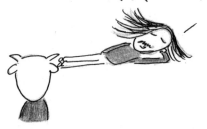

最好的睡姿
就是美人睡，侧卧

你躺在我没洗的袜子上了

在年龄较小的孩子中，如1岁以下的孩子，喜欢趴睡，他们的脾胃虚寒是生长过程中的一个阶段，不需要特别的干预，会随着他的成长而有所改善。而如果是较大的孩子常常趴睡，则需要综合地再去根据身体的其他情况来做判断调整生活中的各个方面。

磨牙为何因？

现代儿童极少会接触到长虫的自然环境与食物，磨牙更多提示的是胃肠道的积滞。比如晚饭吃多了东西，或者夜奶过多，就会出现磨牙的情况。若是经常性的磨牙，提示的则是错误喂养和消化功能的紊乱。

我们可以想象，小朋友晚上磨牙，就代表着他的脾胃在晚上像牙齿的运动那样，仍旧在超负荷地工作着。

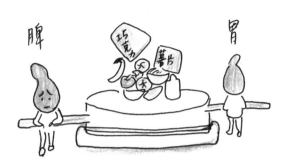

打呼噜为何因？

1岁以下的孩子睡觉呼吸有声音可以认为是脾胃功能成长的一个阶段，不需要特别紧张；而较大孩子如果长时间睡觉打呼噜，或者鼻塞，则提示的是过去由于错误喂养和错误治疗，导致孩子体内产生了过多的废水、痰饮，浮在呼吸道附近。

比如在吃多了后极有可能因为消化食物产生的废水（痰饮）在夜间打呼噜。

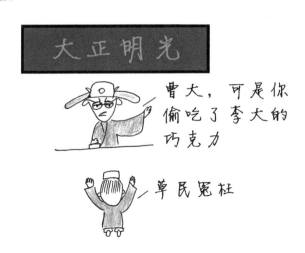

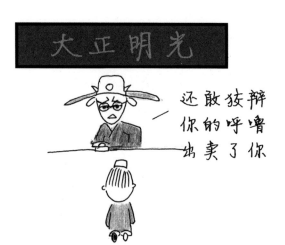

更严重的是这些废水瘀堵在呼吸道附近已经形成增生，如腺样体肥大，则会阻隔呼吸的通道进而发生打呼噜的情况。

要不打呼噜，必须要做到："不再错误地吃喝，不再使用错误的治疗方式。"

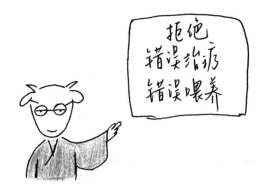

最后奉送：羊爸独家"防踢被"绝招

让孩子睡小床，盖大人的被子。由于被子的宽与长已经没有空间移动位置，这样就会形成一个固定且宽松的大睡袋，既解决了舒适的问题，也解决了保暖的问题。

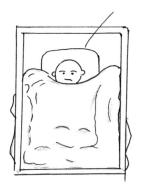

什么，根本赐不掉

吃得再好比不上一个安稳的睡眠，吃得再好比不上每天一条香蕉便，吃得再好比不上"不去医院"记录吃喝拉撒睡及时调整不矫情。生病了淡定从容辨证才是真英雄。

晚上到底怎么盖被子

有妈妈问到：晚上不知道要怎么盖被子。

这一问，说到我的痛处。

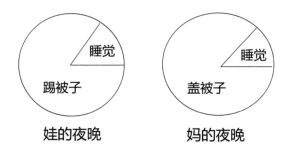

娃的夜晚   妈的夜晚

孩子穿睡袋太厚又不舒服，不容易翻身，如果不穿总要踢被子，穿太薄又没有供暖。因为盖被子这事，一年里半年睡不醒，还好的是我们没有生活在昼夜温差十几度的地区。

的确，这问题也困扰了我好些个夜晚。

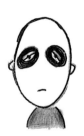

也常常有不知情的人会问我昨晚干啥去了，我说盖被子去了，一些未婚的男女青年对我的回答表示出一种不屑……同时还要夹杂一种不正经的眼神。

我 知 道 的

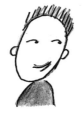 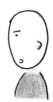

他们还质疑我说，盖被子还能睡不好觉啊。

是 啊
晚 上 不 起 来 盖 十 次 被 子
都 对 不 起 这 么 美 的 夜 晚

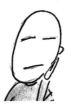

一般来说，晚上给娃盖被子是什么频率呢？

估计十来回是需要的。一般我会主动醒来先检查盖被的情况，当然有时候是盖着的，有时候是没盖的。

那醒来之后要是发现他没踢被子呢？

心满意足地睡去。

那醒来之后要是发现他踢了被子呢？

盖好的心满意足地睡去。

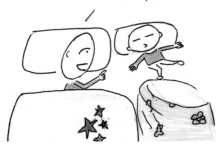

一般都是怎么盖被子的？

反正绝不是你想象的那样。

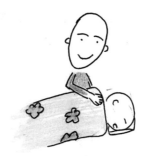

一般来说是这样：

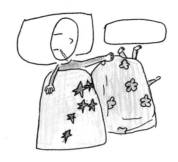

或者是这样：

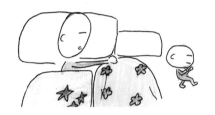

有时候刚刚盖上就会踢掉，而且动作极其纯熟：

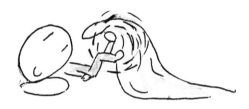

要不就把脚露出来好了？

结果是没有踢被子。摸被子之后也是在身边而且没有翻边的，但事实总是那么的令人惊喜。仔细看的时候就会发现，被子是整齐的，人是直接从被子里爬出去的。

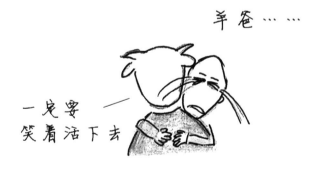

有时候是爬到床尾，有时候是爬到床头横睡在枕头上，总之需要在黑暗中搜寻一番，然后定位，然后扔，当然了，有时候会扔不准。

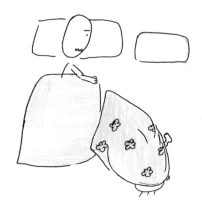

要不干脆紧紧抓着被子,

但是有时候抓着抓着就不紧了。

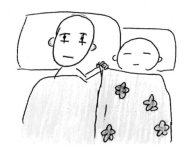

有时候一觉睡过去了,早上醒来发现忘记盖被了。

那个悔啊。摸着冰凉的手脚和肚皮,真想赶快把他放在煤气灶上烤一烤。

羊爸……

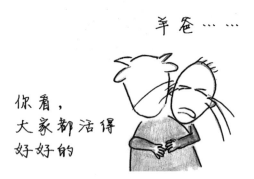

你看,大家都活得好好的

好，现在要用我的惨痛的盖被史跟大家分享一些解决的思路，供大家参考。

正常健康的孩子都容易比大人怕热。
这是正常的。

也有人说是男孩因为阳气足所以更怕热。小孩比大人容易怕热，是因为气血循环的速度比大人高，我们听心率就可以知道这一点，这是孩子生长发育的需要。

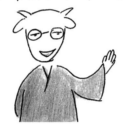

就像告诉运转的发动机温度总会高一些

比平时更爱踢被子也可能是积食了。
积食会产生胃肠道的内热，也会更怕热。

如果忽然发现踢被子的频率比往常高一些，而且伴随爱出汗，手脚心热，肚子比较热，爱喝水等情况，就需要回顾一下孩子的饮食状况；如果有大便变得比较黑，臭，大便间隔的时间变得比较长等积食的证据，则这个时候我们第一要解决的是积食问题。

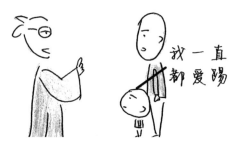

健康的人沉睡之中会知道冷。

我们睡着的时候潜意识也会命令身体帮助我们去寻找被子。

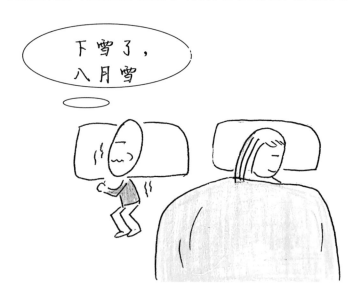

　　徐文兵老师曾经讲到过，人在睡着的时候，我们的"体魄"依然是在运转着的，比如肠胃仍然在消化，头天晚上虽然吃饱，早晨起来又觉得饥饿，膀胱会贮存尿液，包括呼吸、心跳。

　　反之，如果说睡着以后，出现打呼噜、遗尿，或者第二天不觉得饿不想吃早饭，或者在自己非常冷的时候无法觉知到身体状况去抓被子盖上，则代表身体处在不太正常的健康状态中，需要去观察一下具体的问题。有些孩子会在生病的时候出现打呼噜、睡觉憋气、尿床的情况，这都是代表身体的运转没有处在正常的轨道上，睡着了就会有这些表现。

沉睡之中，人知冷热，热蹬被子，冷加覆盖，都是身体在工作的表示，是本能。

如果是小一点的孩子，如果不会盖被子但觉得冷了，那一定会哭醒求助大人，所以妈妈们也不必过分担心。

因为踢被而感冒，较小的孩子这样的问题会多一些。

因为在生长发育过程中，孩子的所有脏腑功能还不完善，睡着之后感受不到寒邪对身体的侵袭，确实也需要大人的帮助。

让孩子盖不觉得热的被子。

盖被会优于睡袋的保暖性。因为盖被可以与整个身体产生一个相对密闭的空间，整个空间的温暖程度会多于睡袋，所以第一步是找到适合薄厚的盖被给到孩子。如果和大人盖一样的被子觉得热，就换一个薄的。孩子不觉得热，自然也不会踢被子，具体的需要妈妈自己去做尝试。

让孩子盖不容易踢掉的被子

1.睡在小床上，盖大人的被子。难踢系数：★★★★★ 舒适度：★★★

因为被子占据了小床的所有空间，孩子踢被子的难度系数会直线攀升。由于睡着以后踢被子也不会用太大的力气，如果踢不掉的话，基本也会放弃。

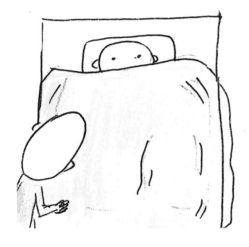

孩子，
热点就热点吧
就当是春天来了

2.盖比较大的、轻薄的毯子。难踢系数：★ ★ ★ ★ 舒适度：
★ ★ ★ ★

这种毯子的保暖性较好，但是非常轻薄，可以比较贴合孩子的身体，踢起来的难度也会比较高。

或者让孩子穿得保暖

睡袋＋薄毯：踢被子高手的孩子就需要睡袋来帮忙了。选择合适薄厚的睡袋可能比较麻烦，建议是从比较薄的开始穿起，一方面舒适度较高，一方面也可以在睡袋上增加薄毯子盖被，就算踢掉了，还有睡袋，就不会太多担心。

小背心＋毛圈袜子：容易受凉的地方主要是肚子和脚，小背心可以很好地解决这个问题。根据气温降低的速度，依次可以选择毛背心、棉背心，或者肚围帮助孩子保暖，袜子则可以选择柔软保暖性较强的毛圈袜子。

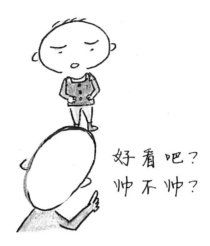

好看吧？
帅不帅？

除了背心，有艾绒肚兜也很好。

提高室内的温度

暖气和空调：北方的冬天会有暖气，南方则用空调。在没有暖气供应之前，也可以选择先使用空调来提高一些室内的温度，或者是小太阳、暖风机等电器来提高室内的温度。

床褥增温：如果不习惯使用这些电器，那么就增加整个床褥的温度。让爸爸妈妈和孩子睡在一张床上，爸爸妈妈的热气会在房间中增温，也可以放置不太烫的热水袋。在床上多增加一些枕头也有帮助，孩子如果踢了被子，不会盖被子，趴在枕头或抱着枕头也是可以起到腹部保暖的效果。

如果还是不行的话，最后还有两个窍门：

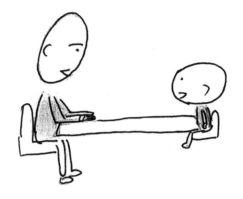

儿子，有件事找你谈谈

1. 把被脚和脚踝用松紧带固定在一起。
2. 使用防踢被。

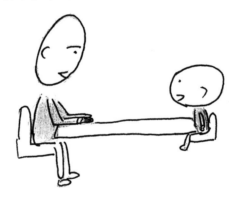

踢了那么多年的被子，
真是辛苦你了

当妈妈前三年确实是睡不好觉的。

一开始是喂夜奶，后来是盖被子，生病了是摸头，第二天因为没睡好脾气暴躁也是常有的事。如果说我们沉睡时也会知道冷热是身体自然的能力，那么为了盖被子警觉着睡觉，也是当妈妈们唯有的能力。

羊爸爸！
我爸他要把我绑在床上

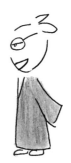

靠谱的穿玩情

靠谱的穿衣

靠谱的穿暖是身体永恒的追求。

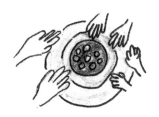

想起那些年的蜂窝煤炉子

暖为身体带来的气血流通具有重大的意义，我们可以想象，如果人的身体感到温暖时，身体会非常放松，情绪也会相对稳定。而反之来说，如果身体感觉到冷，就会紧张，感觉到气血不足，不想动，身体各个部位冰凉。如果感觉到热，则会感觉到比较烦躁，没有胃口，所以我们的穿衣就是把人的身体调整到"暖"的状态中去。

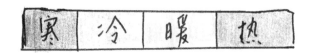

但由于每个人体质和状态的原因，对于温度的感知并非是完全一致，则需要去个性化观察身体的需求来调整穿衣。

不以自己的冷热判断孩子的冷热

说一个案例，一个孩子的妈妈因为身体的机能下降，在白天的时候比较容易怕热，晚上睡觉的时候比较容易怕冷，她习惯性地以自身的感受去增减孩子的衣服。比如白天他会让孩子穿得比较薄，但到了晚上却又要给孩子盖很厚重的被子。晚上孩子睡觉就出很多汗，结果可想而知，这个小孩非常容易感冒，有时候感冒好了马上又会反复，甚至反复好几次，小孩因此消化能力也不太好，经常积食。

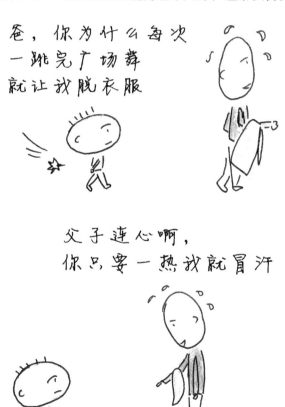

去摸后脖子是热的，就代表穿的是足够保暖的。

要提醒的是给孩子摸脖子的那个人可能会有温感的差异性，那可能就需要那个相对气血充足的人来去给孩子做这个判断。

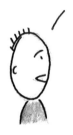
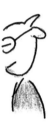

孩子他娘常年手脚冰凉
摸一块木头都是热的

一般情况下，正常健康的孩子不能比爸爸穿得更多，当然，具体地也需要辨证看待综合的情况。

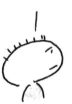

爸爸
你明天穿几件衣服？

我明儿去澡堂
给人搓澡。
只穿裤衩

辨证看待手脚凉是否正常

如果天气比较冷，可能很多孩子手脚会凉，可能是正常的。如果孩子年龄比较小，如 1 岁以下的孩子，本来就处在脾胃生长的阶段，一定程度的手脚凉，但却没有因此感冒，那也是相对正常的。

也有孩子手脚平常很热，但忽然有一天变凉，就需要注意增加衣物。平时观察如果孩子手脚凉容易感冒，那就需要改变穿衣策略。

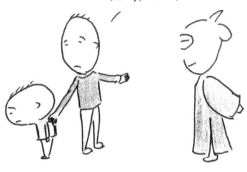

明明脖子是热的，
怎么就感冒了呢

出汗后，马上脱衣服吹到风会受寒

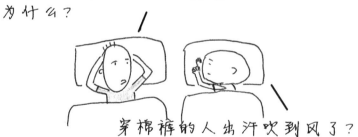

脑筋急转弯：
一个没穿秋裤的人没感冒
一个穿棉裤的人反而感冒了
为什么？

穿棉裤的人出汗吹到风了？

错。

因为那个穿棉裤的

只穿了裤子却光着身子

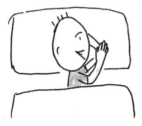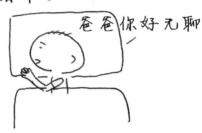

爸爸你好无聊

注意不要受风的部位：

后脖子（风门、风池）。

腹部（尤其是肚脐）。

后腰（尤其是命门）。

脚底（尤其是涌泉）。

▊防风保暖

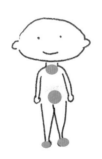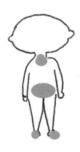

冬天别让长筒袜耽误了孩子的腿

这是你爷爷的爷爷传下来的古董棉裤
为我们家族抵挡了很多风霜雪雨。
现在我正式把他传给你

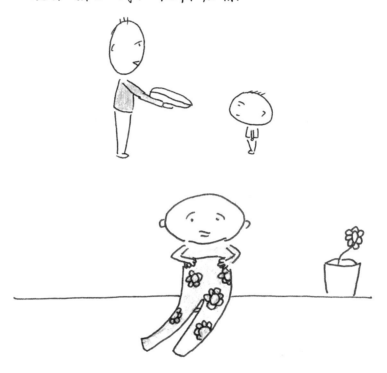

　　在秋冬，如果处在室内，下肢的保暖是非常重要的，不要冻到腿脚。比起秋裤、毛裤、棉裤来说，裤子的设计更多的可以保护好腰部，和腿部关节，并更多可以防风。通常冬天的长裤材质多是可以防风的，这点即使是加厚长筒袜都无法做到。

忽冷忽热容易受寒

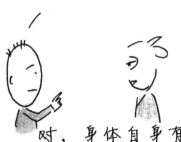

这个我知道，
有垃圾的地方就会有苍蝇

对，身体自身有问题的时候就会
更容易吸引病邪

一方面，积食的孩子更怕热。孩子会因为吃了大于自己消化能力的食物后产生积食内热的情况，可能会伴随有怕热和多汗的表现。

另一方面，积食的孩子也会更怕冷风。更多的气血涌向胃肠道去处理积滞在体内的"垃圾"，向上向外抵抗风邪寒邪的气血相对减少，就会比平时更容易受到病邪的侵扰。

又怕冷又怕热，
那到底穿还是不穿？

有个东西可以破

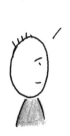
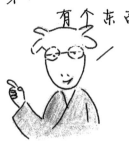

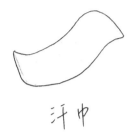

汗巾

汗巾的正确使用方法是：

将汗巾垫在后脖子处，与皮肤相贴。出汗多时多备几块，汗巾变潮湿就可以更换。

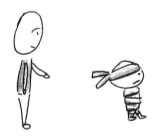

全部捆上汗巾，上学就不怕感冒了

及时更换汗巾吸掉汗液，汗巾可以有效地避免汗液冷却之后容易在体表形成寒邪，引发受寒。对于体质相对较弱的孩子，对冷热比较敏感，又怕冷又怕热，也比较容易出汗的孩子，因为大人无法在第一时间照顾孩子的穿衣增减，那么汗巾也同样适合。

睡着了以后更容易受风

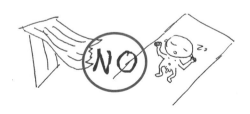

因为我们在睡着以后，身体是静止的，但内部的气血会回收到胃肠。我们的体表防御功能会下降，所以会觉得冷，虚邪贼风容易入侵。太小的孩子还不会表达，所以除了睡着以后要盖上重要的部位（肚子、脚、后腰）之外。要避免直吹到空调风，风扇，乃至自然风。

此外，很多孩子入睡后半小时内会容易出汗，则更需要避免被吹风的可能性。

学步之前的孩子，不愿意动的孩子，穿衣服要尽量保证手脚是温热的，但不要出汗。

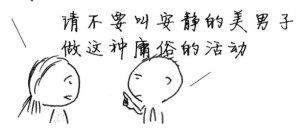

一岁以前的孩子由于活动量小的缘故，尤其在秋冬，出汗的可能性比较低。除了去摸后脖子以后，还需要尽量保证他的手脚是热的，尤其是脚心。当然如果因为本身体质或生长发育的缘故手脚一直都比较凉，那也没有必要苛求。

靠谱的玩是连接能量而非消耗

大自然是滋养孩子身体最好的游乐场

在自然环境中，泥土、山、树木、植物、石头、小溪、花草、空气、阳光、露水，都是充盈着生命力的，也同样蕴含了土木之气，这种土木之气可以滋养孩子的脾胃功能。

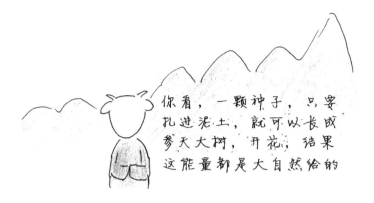

你看，一颗种子，只要扎进泥土，就可以长成参天大树，开花，结果，这能量都是大自然给的

　　尤其是脾胃虚寒的孩子，多去爬山，玩泥巴、小石头，抚摩树木和花草，甚至只是在公园里走一走，都会为孩子补充一些自然界的能量，而这都是声光玩具、塑料玩具和电子产品无法提供的。

　　根据孩子的身体状态选择长途旅行。

　　增长见识，体验不同的生活是父母希望尽可能多带给孩子的东西。但同时也需要注意的是，脾胃较为虚寒的孩子，年龄过小的孩子，尤其是 3 岁以下的孩子，更多地需要关注孩子的身体状态，否则有可能因为短时间长距离奔波，带来水土不服、过敏的问题。

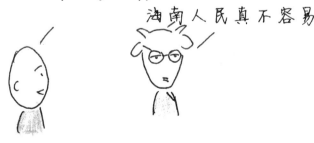

我们一去海南就长湿疹

海南人民真不容易

　　所以出去游玩不一定非要去非常远的地方，当天可以来回的邻近市郊和自然风景区也很好。

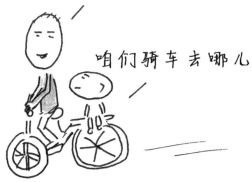

马尔代夫

咱们骑车去哪儿

靠谱的情志

好的情绪带来好的身体

不同的情绪会对身体产生不同的影响，一般情况下单纯的悲伤、愤怒、焦虑、恐惧等负面情绪会对应人的不同的器官和身体系统。

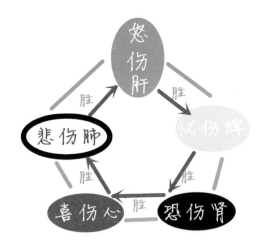

而相对平稳的情绪状态可以给孩子正常的吃喝拉撒睡提供能量，乃至能够预防疾病，或者在疾病时能够尽快地自愈。

靠谱的喂养和通畅的身体带来好的情绪

我们也发现身体正气相对较足的孩子，能够坚持靠谱的喂养，身体比较通畅的孩子，会非常好带，反之，则会非常敏感，会经常因为小事发脾气、烦躁、哭闹，或者胆小，容易受惊吓，容易对食物产生恐惧。

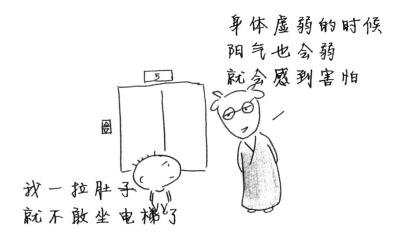

大人与孩子的情绪是一个整体

尤其在 6 岁以前，妈妈和孩子的情绪常常是同步的，孩子能够感受到大人的情绪的微妙变化。如果妈妈焦虑、紧张、恐惧，孩子都可以体会，达到一定程度之后到同时通过异常的情绪或者疾病的方式表现出来。

我们发现临床很多久病的孩子，如反复咳嗽、咳喘和哮喘的孩子背后都可能有一个过度焦虑的妈妈，或者是一个不太理想的家庭氛围。

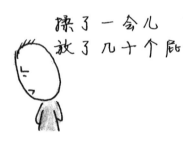

通过中医的学习，可以了解疾病和身体的关系，可以改善一些对疾病的忧虑情绪，但此外，妈妈们处理其他坏情绪则需要不断提高自己的智慧，更多地给孩子带去正能量的传递。

缓解坏情绪的独家办法

揉肚子，通过对肚子的抚摩，能够帮助增加脏腑之间的运动，有效帮助身体的气血通畅达到情绪通畅的目的。

除此，选择自己喜欢的某种运动也同样有效。

让积食没有成熟的机会——反馈式喂养

让病没有成熟的机会：致敬反馈式喂养

学过一点中医和完全没学过中医的娘亲们多少是有一些区别的，最明显的一个标志就是，没学过中医的娘亲家里的孩子都是"忽然生病的"。

似乎所有的"病"和"不正常"都是从天而降的意外。

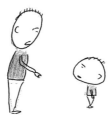

这个从天而降的背后，是对身体变化的因果关系的一种茫然。我们知道，这个世界的事物变化有一定的规律，那么身体由健康到亚健康，也一定经历着一种规律和递进式的变化。除了意外，大多身体的病症绝不是忽然而来的。

如果沙漏中的沙子代表病邪的积累程度：

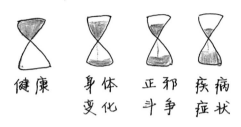

健康　　身体　　正邪　　疾病
　　　　变化　　斗争　　症状

也就是说，当我们明白致病的过程，我们就完全有机会翻转这个过程，可以化干戈为玉帛，化腐朽为神奇，这就需要请出一个伟大的工具——

当当当当，反馈式喂养大法

详解此大法之前需要先脑补一些专业知识，我们尽量解释清楚。

先来说统领气血的脾胃：

从职称上来看我们知道，主要的工作职责是消化食物。然而除了消化和吸收食物的功能，更多地还有将食物转化为能量，也就是气血、津液，输送到身体其他各个器官的功能。

当病邪来了，或者身体出现了某种不平衡时，脾胃要负责输送能量去到合适的器官，让其在病灶部位解决问题。

例如：当人体发生风寒感冒时，脾胃就会调动气血去到体表，产生发烧、流鼻涕、打喷嚏等情况来帮助身体将体内的风寒邪气排出体外，以此来达到身体的平衡和康复。

由此我们明白，尤其是熊孩子们的身体问题，大多都来自于脾胃功能的不给力。

反过来说，如果能够伺候好脾胃，身体就可以相对健康。

那么，伺候好脾胃就需要了解它们的喜好。虽然每个人的脾胃有不同的脾气和容忍度，但总地来说，脾胃不太待见的东西是这样的：

吃的部分：脾胃怕油、怕腻、怕凉、怕撑、怕湿、怕添加剂、怕重口味。

什么是油腻的？

油腻就是油脂比较多的食物，下馆子、聚会、参加婚礼，无论是炒蔬菜还是荤菜我们都会看见盘子下面有一层油，因为油多了会好吃，但是油这个东西我们知道是黏黏的、腻腻的，我们洗碗的时候就知道油腻的盘子很难洗，要用洗洁精，或者要用热水泡，但我们的脾胃要代谢它们，我们身体里是没有洗洁精的，只能是增加气血的热能，我们可以想象脾胃供应的气血要产生比较多的热能才能稀释、融化、转化，然后再代谢掉它们的残渣。如果脾胃虚寒的，那有一定的困难，比如吃一个重油的鱼香茄子，比普通茄子就要难消化一倍，那如果是吃东坡肉和炸鸡呢，除了菜油还有动物油，那就要难消化三倍。

所以脾胃虚寒的人带孩子参加婚礼吃饭，多看热闹，少动筷子。

什么是甜腻的？

甜腻的东西参加婚礼的时候也有很多。现在还有专门的甜品店，还有过年过节我们也会经常碰到，蛋糕、巧克力、糯米、粽子、月饼等等。糯米粽子，光是煮熟都需要比较长的时间，那就可想而知我们消化的过程了。还有蛋糕，我常常见到幼儿园有小朋友过生日，家长拿过来一个大蛋糕给大家分，然后第二天就会有几个生病请假的。看上去就是一些松软的蛋糕，但是那个奶油里面，有的是牛奶做的，有的是植物奶油，是某种人工合成的东西，是不是好消化，也是去想象我们把奶油抹在盘子上要把它洗掉的过程，依然要用洗洁精，用热水。

什么是生冷寒凉的？

水果类的，尤其是高糖分的水果，越甜的水果，越是寒，比如夏天的西瓜、哈密瓜，春天的猕猴桃，一年四季都有的香蕉，冬天的柿子，都很寒，当然比起冰淇淋来说还是要好一点，冰镇饮料、冰镇啤酒也是一样。

寒凉的东西我们吃下去的时候，需要比较多的热能。我们的胃消化食物的方式是把食物细化成为糜状，这个过程就像是煮一锅杂七杂八的粥，相对硬一点的材料时间上需要久一点，当然前提是天然气必须要够，不能断气，这个天然气就相当于我们的胃气，这个煤气灶上的火就相当于我们的气血的热能。胃气不好的孩子不太喜欢吃饭，因为没有气也没有什么火，锅里面有东西也煮不太熟，拉出来也是原始食物，就更别说吸收了。

所以如果吃水果容易便秘或者积食的孩子，要想降低水果的消化难度，一方面要挑选不寒的水果，一方面要把水果煮熟也就是先用外部热能处理一遍，此外也可以选择晒干，祛除这里面的湿，尤其是寒湿重的孩子，比如容易咳嗽、容易感冒，有湿疹的、容易腹泻的，吃水果就需要注意这些。

海鲜类也有比较多寒性的，尤其是在大海里的东西寒性的更多，如螃蟹、田螺、鱼类、虾类等。

还有一个比较重要的是牛奶，有人说汉民族有很大部分人有乳糖不耐受的情况，具体还是看个人。吃了湿疹犯得更厉害，吃了以后痰很多，吃了以后肚子胀，会咕咕响的，还有长期大便不好的，消化不好的，偶尔尝一尝就可以了，不必把那个当成每日必备的，早餐也许还是来点中国特色的豆腐脑菜包子更好。

什么是重口味的？

放了很多调料，吃起来比较鲜美、酸爽，或者是麻辣，气味比较窜的，都可以认为是重口味的。那种气味窜进鼻子里会暂时掩盖我们胃肠道的一种知觉。就是比如吃得比较饱的时候，如果有重口味的食物出现，我们就容易产生额外的食欲——这个食欲不一定是我们自身需要的——就容易会吃多吃撑。当然许多元气不足的成年人尤其是比较喜欢熬夜的，生活方式不太健康的人，会更喜欢吃重口味的食物，这是一个信号。

什么是有添加剂的？

在物理分解上比较困难的东西，观察一下扔在"垃圾"桶里多久能腐烂，如果长期都不腐烂的，那我们的脾胃分解它们起来也是会有比较大的困难。有些东西会一直留在身体里，比如长期吃方便面的人，可以检查出来他的体内有大量的防腐剂，等等。

上面这些是脾胃在消化食物过程中可能会出现的困难点。有人的困难点多一些，有人的困难点少一些，可以根据反馈记录来做观察。生病的时候、亚健康的时候、情绪不好的时候、没睡好的时候，这些困难也会相应地提升。

那么脾胃比较喜欢什么？

尤其在亚健康，或疾病的时候，脾胃更需要温热的、软的、干燥的、相对简单的，马上就能转化为能量的食物。

其他部分：

1.脾胃需要充足的睡眠，不太待见晚睡，晚睡会让脾胃的活力下降，而且会产生不必要的湿。

2.脾胃需要良好的情绪：不太待见纠结，思虑过多，郁闷，这些都会让脾胃的活力下降。

3.脾胃需要大自然的补给：不太待见长久不见天口，过于嘈杂的生活环境，或不晒太阳，不接触泥土和花草树木。

4.脾胃需要适当的运动：不太待见长时间躺着，长时间坐推车，长时间被抱，等等。

5.脾胃喜欢温暖：不太待见大冬天露胳膊露腿，刮大风不加衣服，睡觉吹空调不盖被子。

那脾胃所有不待见的事
我们是不是就不能做？

当然不是

好，现在我们开始可以尝试执行反馈式喂养。

第一步我们可以画一张表，等到熟练了以后，我们可以把这张表画在脑子里。

日期	大便	睡眠	舌苔	饮食	其他	情绪

举个例子：

1月1日：大便臭很硬，很黑，喉咙有痰，屁眼比较红，尿少，睡眠较难入睡，晚上翻滚多。饮食上吃了鸡肉汉堡、薯条、米饭，舌苔略白厚，情绪尚可，在公园跑了一会儿。

不正常的部分：

1. 大便酸臭，而且很硬（代表消化不良，脾胃消化这些食物比较费劲）。

2. 睡眠比较难入睡，晚上睡觉翻滚多（胃不和而卧不安）。

3. 屁眼红：吃的东西超过当下身体的能力产生的湿热。

4. 舌苔白厚：由于身体内"垃圾"过多就会在在舌苔上有所显示。

5. 喉咙有痰：由于食物没有代谢产生了废水。

6. 尿少：如果吃多了容易损耗津液，尿会变黄变少。

7. 手心热：与屁眼红的道理一样，身体里的"垃圾"变多后发酵发热，手心热、肚子热、脚心热比较常见。

这样就可以判断，这个孩子暂时不适合吃鸡肉汉堡的，至少当下是不适合的

那接下来我们需要如何做呢？

虽然喉咙有痰但还没有开始咳嗽，虽然大便黑臭也没有明显的便秘和发烧，吃药不合适，那么就让孩子自己调整。

需要做的就是暂时的减食，引导一些运动，当然也可以喝一点陈皮水，早一点睡觉。

接下来一两天吃得简单一点，比如细面条、稀饭、萝卜、白菜

之类。等到大便睡觉好了，再恢复平日的饮食。下次我们就会知道，外出就餐，尽量避免吃炸鸡汉堡类似的食物，也或者可以稍微少量地尝试。

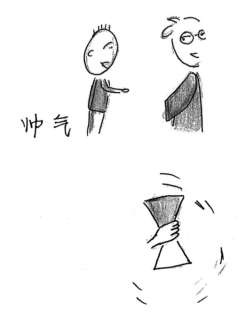

这样就翻转了一次
即将到来的积食发烧了

帅气

那如果没有干预的情况下会发生什么呢？

依照这个情况，积食的症状逐渐明显。如果还是继续吃得比较荤，或者吃比较多的零食，则可能身体就要开始进行正邪斗争，根据不同体质的孩子，和季节的不同，可能会出现的病症也不同，比如积食咳嗽，积食发烧，如果稍微吹到一点风也可能积食感冒，还有的小朋友可能会扁桃体发炎，也有的小朋友嗓子会哑，还有的小朋友可能会拉肚子。无论病症是什么，原因都是积食。

然后就是可想而知的
全家出动排队挂号
然后吃药，几天睡不好
幼儿园请假，等等

有些症状我也不确定是不是吃多了引起的

妈妈对于一些症状比较迷茫，那么，既然我们前面提到说脾胃功能掌控着身体的免疫能力。则即便不知道孩子是否是因为吃多了引发的症状，比如受寒了，或者长了口腔溃疡，或者晚上磨牙，即便我们不明白为何如此，但我们都可以通过"减轻食物负担 + 引导运动 + 早睡 + 多陪伴"，来帮助孩子调整恢复。

意思就是不管有什么症状
都可以通过吃的少一点，吃的简单一点
来帮助的脾胃舒服。
脾胃舒服了就能帮助身体解决问题

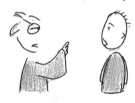

如果每天都只喝稀饭还没有解决问题怎么办?

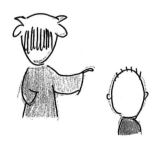

这个就要去看病了
减食不是万能的

除了吃我们还有什么可以调整?

对情绪和照顾的观察,也极为重要。如果孩子有焦虑、烦躁、黏人的倾向,可能有一部分身体的原因,也有一部分心理的需要,比如需要更多的关注和高质量的陪伴。不开心也会不消化,负面的信息和情绪就像是吃了一顿看不见的饭,它们也需要代谢。

一点提醒:还可以尝试观察一下爸爸妈妈和家庭的状态。爸爸妈妈的身心是不是通畅?情绪是不是放松的?还是比较有压力的?家里的氛围是比较融洽的还是沉闷的?有没有在户外散步的时间?每周会不会去爬山或者去公园?这些观察也许可以给你带来一些对"身心相互影响"这个话题的思考。

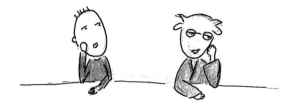

反馈式喂养
最大的好处是什么?

四个字:心里有数
两个字:安心

中医教会我们的是如何好好生活

在我们的眼里，医生是看病的，中医是用中药看病的，西医是用西药和手术治病的，生病要找医生看，生病了医生就是上帝，大医院是救星。我们的理由通常是，他们很专业，他们有经验，最重要的是，专业和经验给了我们更多的安全感。

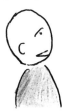

羊爸，我从来不找医生，我不是一般人

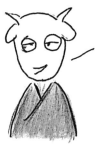

你比一般人还不如

那么医学领域是不是真的只能"专业的事情专业来干"？

也许并非如此。

跨界这件事，我们也经常干，有时候，干得还挺出色的。

比如我们家做饭炒菜没有专门去聘用一个厨师，就我自己把一日三餐都搞定，要火锅有火锅，要川菜有川菜，要广式有广式，要私房菜也有私房菜。而且我们家打扫卫生也并没有专门去聘用一个清洁工，出门远行不也没有专门去找一个司机，给孩子讲故事也没有专门去找一个幼教，在小区打羽毛球的时候也没有必须要找一个国家队员陪练，为这些，我觉得还挺光荣的。

同样我们身体的所有问题也可以不用都要去问医生，尽管很多问题医生也确实能够解决。

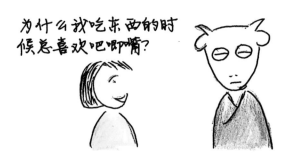

我深入接触中医这几年里，幸运的可以通过羊爸爸了解到很多好的中医。比如我听到过几位老中医如何将许多将死之人救活，听到另一位老先生说到癌症与白血病他每天要接诊 30 个，可以治好 80%。最重要的是中医告诉我们，我们的病不是病，只是身体的信号与搏斗。

更重要的是，中医可以影响我们生活的时时处处：

听徐文兵老师和梁冬老师讲的《黄帝内经》就知道，他们能阐述出的学问可以涵盖到从人出生到人死去的每一个细节，可以告诉你从吃一个鸡蛋知道是煎着吃最好还是煮着吃最好，告诉你上厕所、吃饭的时候不能说话否则会漏气，告诉你如果晚上卧室里有个电视会影响你的睡眠质量，告诉你孩子性情问题有一些是来自于生活习惯的问题。

我开始越来越发现，中医是如此广博，又如此细致入微，中医是如此深远，又如此触手可及，中医让我们认识到整个生命与世界。

中医像极了一个当娘的，每天都在跟我们唠叨日常，比如唠叨我们应该怎么吃：

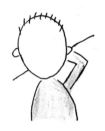

老爸，不是说五谷为养嘛？你为什么吃那么多肉串？

要多吃米饭面条，五谷天地精气生，精血的主要靠它们。最有营养最好消化，也很富有高蛋白，也还富有钙铁锌。

平时吃饭能吃三碗的就只吃两碗半，顿顿要吃肉的必须每个月吃几天斋，吃得刚刚有点饱就好。

太油太饱肠胃受不了，其他脏腑也受不了。如果积食要么腹胀，要么发烫，要么嗓子红，要么拉不出，要么睡不好，时间长了脾气躁，反复吃营养反倒不见了，而且人还瘦去了。

零食重口味外卖也很好，一个月吃上一次图个爽快就够了，吃饭还是回家让你妈做的好。

水果冰淇淋滋味好，尤其有热的时候能解燥，但你不知它们凉，虚寒寒湿的人要吃少，凉到胃食欲少，凉到肺，咳嗽不见好，凉到肠子，就拉得不好。有人爱上火爱吃这些凉，如果是津亏，吃了火更大。上火可能不是真的火，水果冰淇淋倒是真的寒。

中医还跟我们唠叨怎么把饭当成药：

生了病喝白粥好得快，受了寒吃神仙面。葱姜醋放里面，趁热捞面再喝汤。怕冷可以吃生姜，燥热的时候别吃葱。肉蛋鱼虾和水果，折腾生病的人一直好不了。

生气的时候别喂奶，失眠了来点小米粥，春天多吃绿色的，秋天多吃黄色的。湿重的时候吃点烤饼，湿热的时候多喝米汤，吃得简单人就舒服，吃得复杂身体就乱搞。

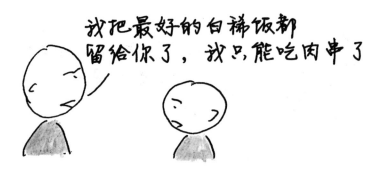

中医还跟我们唠叨喝：

不想喝水的时候不喝水，想喝水的时候才喝水，也不是非要让你等到渴再喝，但是喝的时候一定是身体愿意喝。人体也要消化水，这个的确不容易，脾胃虚寒不爱喝，湿热津亏老是渴。听身体的最重要，反正不能每天硬灌八杯水。

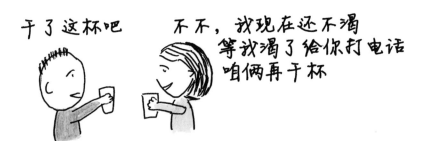

喝水还要小口喝，不能大口灌进去，小口喝滋养脏腑，大口喝加大肾的压力。

渴了主要喝白开水，饮料糖水不美丽，绿茶咖啡有点寒，一般体虚不适合，黄酒可以来一点，是小米酿的有精气，而且酒精能暖身。米油面汤补津液，山药煮水可以护脾，小孩多喝不生病，又防积食又养脾。陈皮煮水理气消积，大麦芽煮水可以下气。

中医还跟我们唠叨拉撒

吃得太多大便就硬，睡得不好大便就慢，不消化大便就酸，穿得少了没盖好大便就青，油腻吃多大便就湿，情绪不好大便就守在里面和你一起郁闷了。

每日三省吾身，也要看看大便。每天看看大便，才可以明白前一天过得好不好。

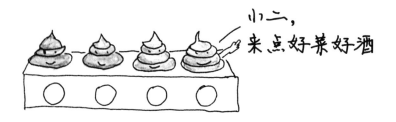

中医还跟我们唠叨怎么睡

天地有阴也有阳，白天是阳晚上是阴，白天做事晚上睡觉天经地义。早上早起是配合阳气生发，是好好锻炼活力，晚上早睡是配合阳入阴，是好好充电关机。

中午 12 点要小憩，最晚 23 点就要睡。太阳升起时起床，太阳落山时下班。睡觉盖好被子，别对着空调风扇吹，睡前不要看手机，电视剧也没有趣，侦探剧悲情剧，尤其不能看喜剧，扰神又扰阳，比起做个好梦，什么剧情都不稀奇。

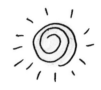

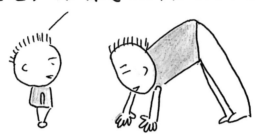

睡不着的时候静坐收神气，睡不醒的时候可以站桩醒瞌睡，睡眠质量不好与吃得不舒服有关，与肝肾有关，梦见什么和身体体质有关，和当下的情绪有关，虚寒的人爱梦见恐惧的事，受寒的人会梦见冬天，热症的人会梦见晒太阳。

睡觉枕头不要西面，因为逆着地球自转，会觉得睡得不那么惬意，卧室不要超过 20 平米，尤其是一个人睡，房子大了太耗气。

还唠叨了一些其他的鸡毛蒜皮

太晚了不要洗澡，容易生湿气，没事多敲敲胆经有助于疏通经络血脉，早上起来锻炼锻炼升阳气，晚上就别瞎折腾，什么夜跑，什么大汗淋漓。

脾胃不好的人少逛商场少打游戏，多去爬山，多去种地，多逛公园，多遛遛绿化好的小区，吸收土木之气。

恋爱要用心地恋爱，工作要用心地工作，吃饭就认真地吃饭，走路就认真地走路，洗碗就认真地洗碗，别一边吃饭一边玩"王者荣耀"，也别一边看微信一边看电视剧吃花生米。当下就是当下，未来没有来，过去已经过去，三心二意早晚会损耗精气神气。

如果怀孕要尽量寡欲，要吃得均衡清淡，少点生冷少点油腻，肚子里的宝宝真的不需要太多。吃 40 斤你长 34 斤，没有必要。你的生命力，就是他的生命力。

　　再唠叨唠叨邻里关系：和同事亲人朋友相处要谦卑感恩。对待路边的乞丐，不管是不是真的对他都要慈爱。让你阳气爆棚的不只是艾灸和晒太阳，还有满满的善意。

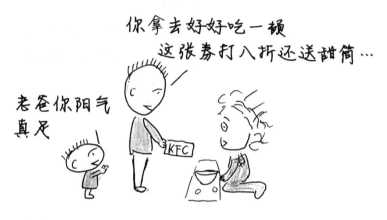

　　要适当地释放自己的压力与焦虑，喜欢憋闷的人要适当地发火，可以舒肝。

　　喜欢发火的人就写一写毛笔字平静平静心绪，过度高兴的人要未雨绸缪、如履薄冰、熄灭心火，要太多的人可以多想想变化的无常，悲伤过度的人可以抬头看看天空的广阔，多与让自己平静喜悦的人待在一起，来平衡身体里五行。

　　总地来说呢，中医要教你吃喝拉撒睡，关心你的喜怒哀乐，告诉你嫁一个怎样的男人能够让你更健康，教会你怎么生一个好孩子，教会你怎么梳头怎么站怎么坐，教会你怎么穿裙子不受凉，教会你来"大姨妈"前怎么吃怎么喝。

　　中医还关心着你出了多少汗，会不会太多或太少，关心着你的舌苔是干是腻是厚是薄，提醒着你怎么看电子产品不伤神，惦记着你寂不寂寞，有没有爱好，会不会抑郁。惦记着你事业上可不可以得到重用，会不会沮丧，惦记着关心着你曾经有过的创伤，会不会被身体的疾病来记忆。

为什么我总是要用大拇指挖鼻孔？

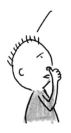
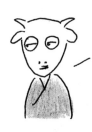

你刚才用了哪个指头给我剥的葡萄

有人说中医常常神神道道啰唆吧唧，实际上中医不仅关注你的当下，还关注你的将来，不仅关注你现在的病能不能康复，还关注是不是会因为治病而缩短寿命。

中医研究的堪比"母亲"研究的一切，但"母亲"却常常不如一个陌生的中医关照得周到仔细，中医真的是为我们操碎了心。

说说断奶这件事

一个朋友跟我提起断奶的经历，还没开始说她就去抹了一把鼻涕。

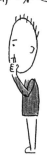

我发现自己想要努力把断奶写成一个搞笑的事情的时候，于是发现自己久久无法下笔，后来思考了良久。断奶确实是一件值得悲伤的事，是一件可能会抱有遗憾的事，是一件会让人想起来就想要做个深呼吸，勾起很多回忆的事。

我们无法回避这个悲伤，也必须接受这个分离。那么，就让我们正面面对它吧。

为什么断奶会悲伤呢？

大概是因为太甜蜜。

在他饿了困了想撒娇的时候，你可以义无反顾地撩起衣服，敞开胸脯。

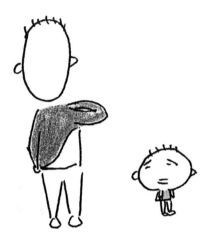

在他听到打雷的声音感到恐惧的时候，你可以义无反顾地撩起衣服，敞开胸脯。

儿子，别怕，来

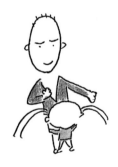

在他一整天没见到你想表达想念的时候，你可以义无反顾地撩起衣服，敞开胸脯。

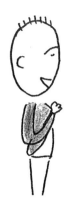

　　在家里怀疑自己没奶必须要吃牛奶的时候，你仍旧可以义无反顾地为他撩起衣服，敞开胸脯。

　　就这样，千百次……

　　羊爸你竟然让我演色情片

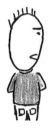
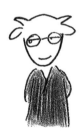

　　虽然可能他每天会像扯橡皮筋一样地扯你十几次。

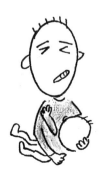

但他吃奶的眼神一直会迷醉你。你有多少次，想让时间静止，永远停在这一刻。

宝贝，你知道我现在想跟你说什么吗？

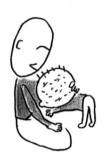

我想给你掏掏耳屎

当你爱着你的家人、朋友、工作，和有兴趣的时候，他却独爱你一个人，还有你的胸脯……有时候你可能常常会怀疑你怀里的这个是不是就只是贪恋这口吃的？后来你用馒头做了个仿真的，发现他并不喜欢这个。

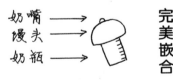

是的，他爱的是你的怀抱和你爱他的样子。

下面我按照一些朋友们的断奶经历总结了一些断奶时候需要注意的事项，供大家参考。

断奶第一步，先问问自己：还享受母乳带来的一切吗？

母乳是甜蜜又享受的过程，但是随着孩子的成长和妈妈的身心变化，母乳会带来不同的效果。

所谓母婴共同体，很大程度上说明了母乳是孩子与母亲直接的一个非常重要的连接。也就是妈妈的身心好的时候，宝宝的身心状态也会非常好，反之则不然。

也就是评估一下自己的身体状况、情绪状况，孩子的身体状况、情绪状况，因为继续母乳带来的正面的影响更多还是负面的影响更多，下面列举出一些可能会出现的困扰，我们可以把它写在纸上来评估继续母乳给我们的增益情况。

断奶的好处	断奶的坏处
1.	1.
2.	2.
3.	

1. 夜奶的频率是否影响了你的睡眠？

2. 你是否因为睡眠不好身体的湿气较重？

3. 你是否因为身体的不舒适而感到情绪容易烦躁？敏感焦虑？

4. 孩子是否会因为你的焦虑而感到焦虑（其他家人也无法安抚）？

5. 孩子是否会因为焦虑而身体状况不好（比如生病频率增高，生长曲线不好，大便睡眠不好）？

6. 孩子是否会因为身体的状况不佳增加夜奶的次数（脾胃不和卧

不安）？

　　7. 你的身心状态还可以应对他夜奶的频率增加吗？

　　8. 哺乳是否影响了你的工作状态？

　　9. 哺乳是否影响了孩子进食更多丰富的食物？

　　……

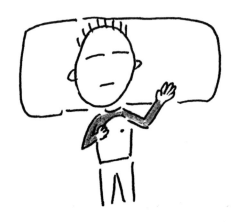

　　其实很多妈妈可以应付每天晚上一两次、两三次的夜奶，包括在断奶之后也还是需要醒来照顾孩子盖被子或者查看孩子的情况。这样的妈妈还继续享受着喂奶，孩子健康状况也没有受到太多的影响，那就不一定非要考虑断奶。

为什么妈妈的身心状况会影响奶水的质量，进一步影响孩子的身心呢？

　　国际母乳协会告诉我们母乳中有非常好的活性因子，充满了爱意。但确实我们需要接受的另外一个事实就是：我们的身体有好的时候，也有不好的时候，比如高兴、愤怒，比如健康与疾病。那同样我们身体里的产物，包括我们的气血、乳汁，包括排泄物，也会因为身体状况的不佳而同步。

妈妈的好与坏几乎都给孩子这正好可以证明是你亲生的

中医认为母乳比较难消化的情况是：

1. 当妈妈吃了比较油腻重口味的食物、寒凉的食物、甜腻的食物，母乳也会变成一个重口味的母乳。

2. 当妈妈情绪不好，可能会伤害自身的身体运行，比如会觉得肝脏不舒服，头晕，低沉，或者出现上火的表现，她的气血会因此而产生积滞，则母乳也可能会变得比较寒凉。

3. 当妈妈生病，比如寒湿感冒的时候，母乳也会因此比较寒湿。

在出现这样的情况的时候可以等待身体代谢相对正常的几个小时之后再哺乳，或者就孩子母亲一起做护理。

但是如果妈妈长期处在不好的身心状况的时候，断奶可能会让妈妈的身心负担减轻非常多，并且孩子也会跟着好起来。

这个就叫做不破不立

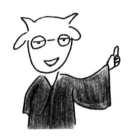

断奶中最不需要考虑的是什么?

月龄。

他们为什么老是问我
怎么还不断奶……

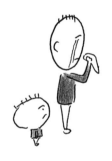
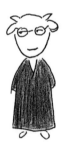

如果说到了所谓的断奶的年纪就该断奶,大概是世界上最苍白的
理由了。

即便是身体状况最好的小孩和妈妈,在超完美的母乳连接中得到
了充分的爱的享受,也一定会在3岁左右的时候出现一个"发展自我
意识"以及"独立于照顾者"的需求,也就是,孩子会主动地减少对
母乳的需求,直到完全想不起来为止。当然有的孩子心理长大得快一
点,有的会慢一点,都没关系。

人会知道自己要什么，不要什么，这是大自然给的能力。

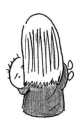

有一些需求没有被照顾好的时候
就会牢牢地抓住另一些

断奶第二步再问问自己：真的确定要断奶吗？

问问自己是不是做好了准备？他的哭闹如何面对，你是否可以坚定地告诉他你只是不喂奶不是离开他。你会不会也因此崩溃？你是否可以承受与他隔离？还是更能承受与他不隔离但面对他的哭闹？

总地来说就是要问自己：你是不是可以面对断奶带来的一切？

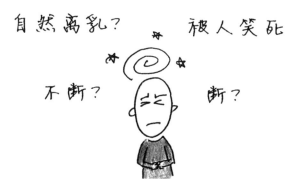

如果你没有准备好，那就继续准备，等你准备好了为止。

记住：允许自己悲伤，但最好不要纠结。

不要让孩子感觉到你的迟疑，他会迷惑于此，这个比较像是前女友分手后又来约你看电影。

我逗你玩呢　　你这个骗子

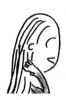 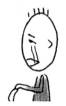

而无论你用什么方式都告诉他你的决定的时候，他会接受得更快，就像一块石头扔下去落地有声。这个决定意味着你当妈妈的一个新的里程碑，也意味着孩子新的成长。

关于断奶的两种模式：

1. 循序渐进的断奶：用奶粉或者米汤代替母乳，通过降低哺乳频率，慢慢降低对母乳的依赖。同时做到高质量的陪伴，可能耗时较长，需要几个月甚至更久，适合全职妈妈。

2. 陪伴断奶：用奶粉或米汤代替母乳，提前沟通，严肃认真地告诉孩子断奶的决定，让孩子与"NEINEI"做一个告别，适合所有妈妈。

关于隔离

在适当的时候，尤其是意志力不坚定想要放弃的时候，这对母子彼此对于断奶带来的痛苦情绪，是很好的消化帮助。两个人抱作一团哭泣，然后放弃，孩子则会因为妈妈的六神无主而更加伤神，这并不是最好的办法。也可以在适当的时候选择短暂的隔离，等自己准备好了再去重新面对孩子。

不过，这里需要提醒一点，天生比较容易胆小、精神比较敏感的孩子需要慎重选择隔离的方式。

关于涨奶

涨奶是正常的，适当喝一些大麦茶可以帮助回奶，但也不需要硬憋着，可以手动排除一部分。每次感觉到无法忍受的时候就手动排出一部分，不要全部排出，不然会继续泌乳。随着排出的频率越来越低，排出的量越来越少，甚至不会感觉到涨的时候，就可以允许身体自己吸收乳汁了。

要不你挤出来
卖我两瓶我尝尝

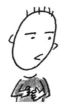
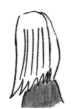

流氓

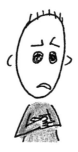

关于孩子的消化能力的变化

断奶的孩子会在一段时间内食欲大增，有情志的因素也有的饮食习惯的因素，原则上是给相对好消化的食物，比如米粥、米汤、馒头等，即便多吃一点点也不会积食。少数的孩子可能会没有胃口，或者是大便会比较干燥，这是脾胃在适应没有母乳的饮食结构的表现。

但无论是食欲好还是食欲不好，运动都是非常好的帮助。运动可以提升阳气，可以帮助孩子更好地消化食物，也可以帮助孩子消化断奶过程中带来的情绪的影响。

已经用了不合适的方式断奶怎么办？

不用后悔。

当我们无法做到最好的时候。那个做得不好的就可以顺便作为对孩子的挫折考验。我们还是有很多很多机会再重新照顾孩子的身和心，我们和孩子一样，也在成长，也同样需要犯错。

孩子长大的过程是逐渐脱离母亲的过程，母亲老去的过程是目送孩子远去的过程，母乳是甜蜜的回忆，断奶是新的蜕变，和接下来更多的我们将要经历的一样，它们都应该被我们珍藏在记忆里。